JN004101

1日1枚で、
内臓脂肪が落ちる！
やせる！キレイになる！

高野豆腐ダイエットレシピ

［著者］
ダイエット外来医師
工藤 孝文

［料理監修］
料理家・洋菓子研究家
木村 幸子

一生ものの
ダイエット！

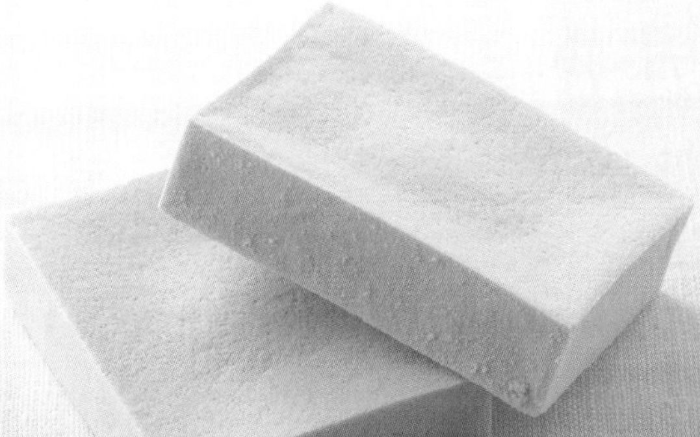

河出書房新社

高野豆腐ダイエットは、自分の体重の基準値を下げるダイエット。リバウンドもなし

私が勤務するダイエット外来では多いときでは１日３００人ほどの患者さんが訪れ、これまでのべ10万人以上の患者さんを診てきました。

生活習慣病の原因のひとつでもある、肥満。中でもお腹が出る内蔵脂肪型肥満は、脂質異常症や高血圧症、糖尿病の原因となり、ゆくゆくは健康寿命とも大きく関わってきます。

私自身、糖尿病内科医からスタートしてダイエット外来を立ち上げたのも、より多くの人に肥満への危機感をもってほしかったからです。

自らの経験の裏付けもあります。勤務医時代92kgあった体重を67kgへと25kgも減らし、今も体重をキープし続けています。ですからダイエットの苦労は痛いほどわかっています。

沢山のダイエット法がありますが、カロリーを減らす、糖質制限する、断食する、といったダイエット法は、確かに一時的に効果は出ますが、どこかで体に負荷をかけているもの。ですからリバウンドの恐怖ともいつも背中合わせなのです。

人間の体には、ホメオスタシス（恒常性の維持）といって体を一定の状態に保つ機能が備わっています。そして体重にもホメオスタシスの

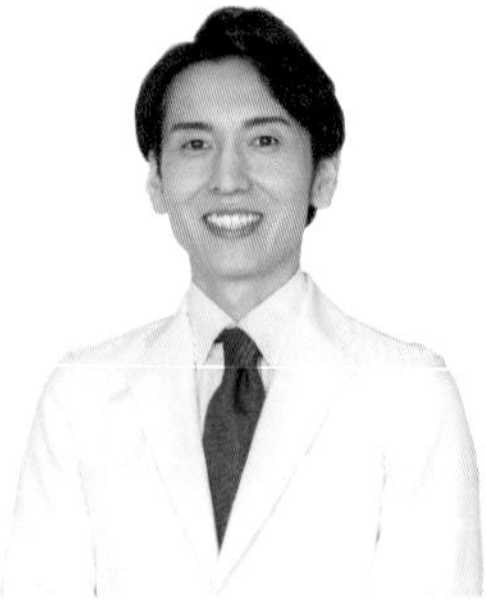

ダイエット外来医師
工藤 孝文

機能があり、個々人の基準値があります。**この基準値を下げることができなければ、一時的にやせたとしても、少しの食べ過ぎであっという間にリバウンドしてしまうのです。**

そこで、体重の基準値を下げるのに私が必要と思うのは、**「無理のない食事法」**と**「味覚リセット」**です。本書で私がおすすめするのが、**1日1枚の高野豆腐を食べて、味覚リセットをして体質改善するということ。**

なぜ高野豆腐なのでしょうか?

高野豆腐には、体重の基準値を下げることでやせられる素晴らしい栄養素が完璧に詰まっているからです。

高野豆腐は豆腐を凍らせて乾燥させたものですが、凍結させることで、栄養素が凝縮・変化しており、以下のような特長があります。

- **内臓脂肪を燃やす成分が含まれている**
- **代謝に関わるミネラルも豊富**
- **食感とうま味で満腹感が得られる(食べ過ぎ予防になる)**
- **タンパク質量が普通の豆腐よりもアップする**
- **美腸、美容効果が期待できる**
- **うま味成分の出汁をよく吸い、おいしくなるので、味覚リセットが無理なくできる**
- **和洋中どんな料理にもマッチする**

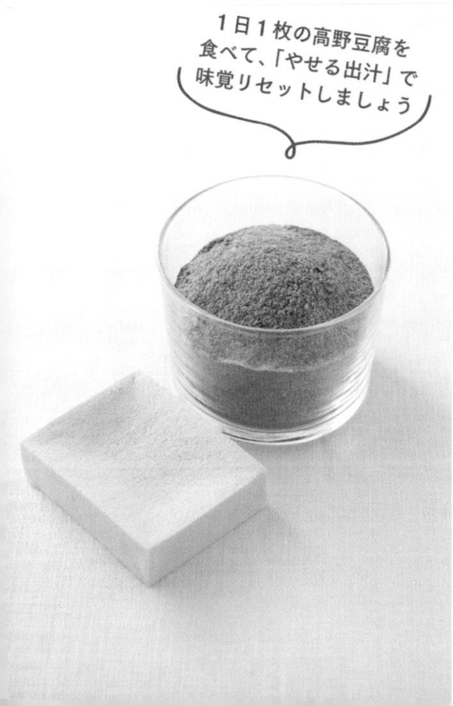

味覚リセットについて説明しましょう。太っている人はずばり味覚が狂っています。脂っこい味付け、甘辛い味付け、炭水化物メインの食事好き、スイーツなしではいられない、といった内臓脂肪を増やすものをよく好みます。こういった味覚を私は「**デブ味覚**」と呼んでいます。一方、やせている人は、「**やせ味覚**」の持ち主です。「やせ味覚」とはうま味を感じるセンサーがうまく働いて、代謝機能がうまく促進される（つまり太らない！）味覚です。

うま味を感じるのは舌の味蕾《みらい》細胞と胃の味覚センサーといわれます。舌のレセプターでうま味を感じると、五感も満足するので、味の濃いものが欲しくなくなります。そして食べ物が胃に届き、胃のセンサーでうま味を感じると、消化・吸収がスムーズに促進されるようになることが最近の研究でわかってきています。

ここで大切なのは胃のセンサーはうま味物質のみに反応するということなのです。つまり、**うま味を感じることができれば、食欲を抑えて代謝もスムーズに行われ、食べ過ぎ予防にもなるのです。**

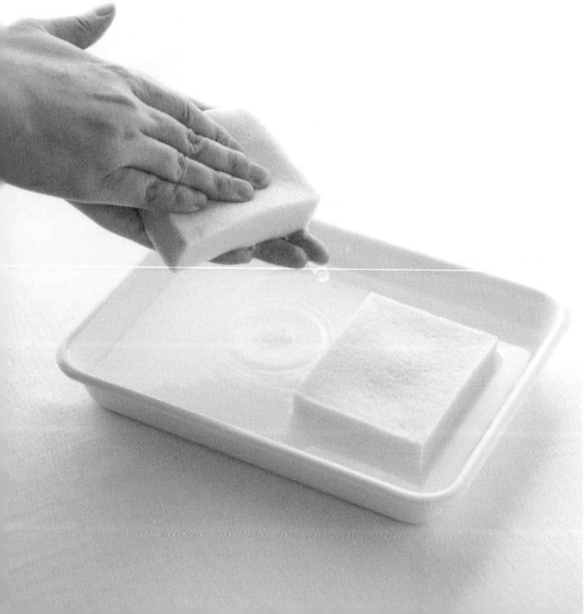

はじめに

そこで私がおすすめするのが「**工藤先生のやせる出汁**」。ＰＡＲＴ１では**体脂肪を減らす高野豆腐**とうま味成分たっぷりのやせる出汁を使って、やせ味覚の体質に最速でなれるレシピを紹介しています。みるみるダイエットの成果も出るでしょう。

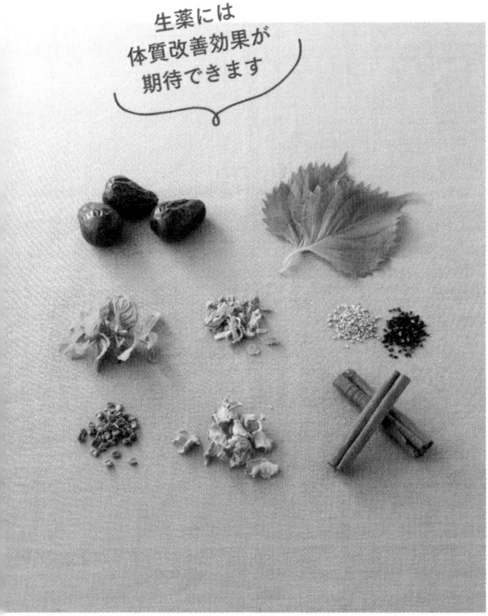

漢方では体を構成するのは、「気《き》・血《けつ》・水《すい》」といわれており、この３つがうまく流れないと不調をきたします。太り方の体質もこの３タイプあり、**「気」タイプ**（ストレス太り系）、**「血」タイプ**（冷え太り系）、**「水」タイプ**（水太り系）があります。自分がどのタイプなのかを把握して、生薬《しょうやく》で補うことも大切です。本書ではＰＡＲＴ２では、生薬もプラスしたレシピを紹介しています。

いかがですか？

ダイエットに食事制限は必要ありません。**何を食べるかが重要なのです。**

高野豆腐を毎日の献立に取り入れるだけで、「やせ味覚」に変わっていき、やせるスイッチがＯＮになります。結果、個々の体重の基準値を下げることができ、理想の体重を手にいれることができるでしょう。本書で、高野豆腐のパワーを知り、一生もののダイエットを手に入れ、健康維持に役立てていただければ幸いです。

もくじ

本書のレシピのルール

- 材料の高野豆腐は1枚約16.5gのものを使用しています。戻して使うときは、15ページを参考にしてください。高野豆腐、粉豆腐とも、商品によって吸水量に差があるので、出汁などの量は様子をみながら加減してください。
- 計量単位は、大さじ1＝15㎖、小さじ1＝5㎖、1合は180㎖です。素材により、量りやすい分量で表記しています。
- 材料は2人分、料理によっては作りやすい分量を紹介しているものもあります。
- とくに明記がない場合は、火加減は「中火」です。
- 材料の重さ（g）は基本的に正味重量（皮をむいたり、ワタや種を除いたあとの重さ）で表示しています。個数、本数などは目安です。
- PART2の材料にある出汁は、昆布とかつお節でとったものを使用しています。
- 電子レンジはW（ワット）数によって加熱時間が異なります。本書では、レシピ上では600Wを設定しています。500Wの場合は、約1.2倍してください。ただし、電子レンジの機種によっても差がでますので、あくまでも目安として、加熱具合を見ながら加減してください。
- オーブンは電気オーブンを使用した場合の焼成時間になります。焼き加減は機種によっても差がでますので、あくまでも目安として、様子をみながら調整してください。

高野豆腐がダイエットに向く6つの理由

単体で多くの栄養素が含まれ、財布にも優しい、
高野豆腐は、ダイエットに最適な食材です。
そのすごいパワーを説明しましょう。

1 中性脂肪・コレステロール値を下げ、体脂肪を減らす

大豆の成分を抽出し、濃縮して作られる高野豆腐は、半分が植物性タンパク質です。そのうち3割が「レジスタントタンパク」という難消化性成分で、体に吸収されにくく、食物繊維に似た働きをします。血中の悪玉コレステロール値を減少させる効果や、食後の中性脂肪の上昇を抑制する効果、糖尿病予防、抗腫瘍効果が報告されています。
また大豆タンパク質のひとつである「βコングリシニン」に、過食を抑えてくれる働きがあり、体脂肪を引き下げる効果があることが、人を対象にした試験でも確認されています。

2 食感とうま味で、満腹感が得られやすい

食事の満足感を得るには、唾液分泌も大切です。高野豆腐はやわらかいけれど、よく噛める食感が特長。さらに調理の過程で出汁のうま味をたっぷり吸収します。高野豆腐を噛むことで、舌の味蕾細胞でうま味を感じて唾液分泌が盛んになり、満腹感も得られ、食べ過ぎ予防にもなります。

3 体にいい脂質も摂れる！

高野豆腐の約3割は、良質な脂質です。体内で作ることができない不飽和脂肪酸のオメガ3を豊富に含み、血液中の余分なコレステロールや中性脂肪を減らす作用があります。

4 筋力低下も防げる！

大豆タンパク質には、基礎代謝を落とす筋肉量の低下を阻止する働きも明らかにされています。運動不足などによって筋肉量は低下しますが、これは、ユビキチンリガーゼという酵素が筋線維の修復を妨げることで起こっています。その酵素の働きを阻止する働きを持つタンパク質がIRS-1。大豆タンパク質は分子構造がIRS-1と似ているため、筋力低下を阻止できます。これは大豆タンパク質特有の働きであることが分かっています(※1)。

※1 出典：加藤昇の（新）大豆の話
(The Journal of Medical Investigation. Vol.62, August 2015, T.Nikawa et al.)

5 低糖質で食後高血糖予防になる

高野豆腐100g(6枚強）あたりの糖質量は0.8g。これに比べて白いご飯1杯分(150g）の糖質量は55.2g、食パン1枚(60g）の糖質量は26.6gになります(※2)。血糖は食事をとると上昇し、すい臓から分泌されるインスリン(別名、肥満ホルモン）によって下げられます。血糖値を上げるのは糖質だけ。食後に一時的に高血糖を招く糖質過多の食事は、肥満につながるほか、糖尿病、動脈硬化、老化、細胞のがん化、認知症の発症リスクを高めてしまいます。高野豆腐は、食後の高血糖を防ぐにも最適の食材なのです。

※2『食品別糖質量ハンドブック』(江部康二監修 洋泉社)、旭松食品ホームページより

6 アンチエイジングにもいい！

高野豆腐には、女性ホルモンに似た働きをする大豆イソフラボンが含まれています。また、新陳代謝に欠かせないカルシウム、亜鉛、ビタミン類が含まれ、古い細胞を剥がし、美肌、薄毛や抜け毛を軽減し艶やかな髪を蘇らせる手助けをしてくれます。また、全身の冷えを改善してくれる鉄分も含まれています。
ほかにも高野豆腐には、サポニンという高い抗酸化作用で血中脂質の酸化を防ぐ成分や、脳の神経伝達物質を作るのに欠かせないレシチンが含まれます。レシチンは肝機能を高めて、脂肪肝を予防する働きもあります。

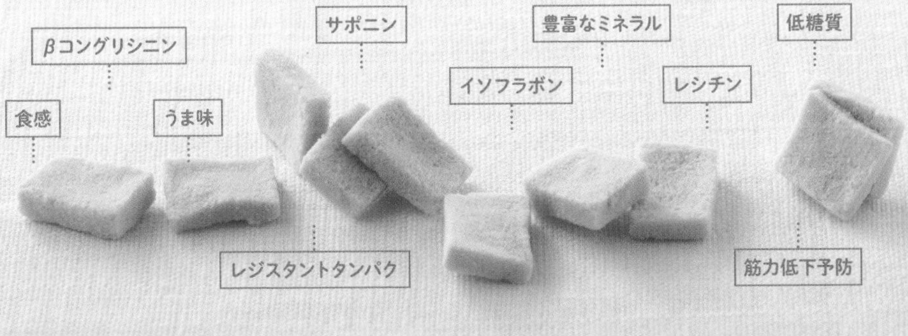

「工藤先生のやせる出汁」のすごいパワー！

「工藤先生のやせる出汁」は刻み昆布、かつお節、煮干し、緑茶をミキサーで攪拌した粉末出汁です。その効果を説明しましょう。

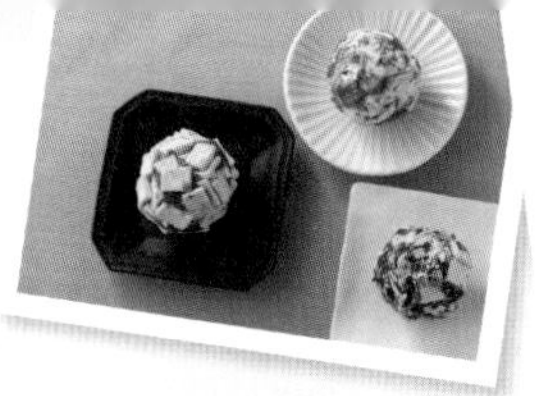

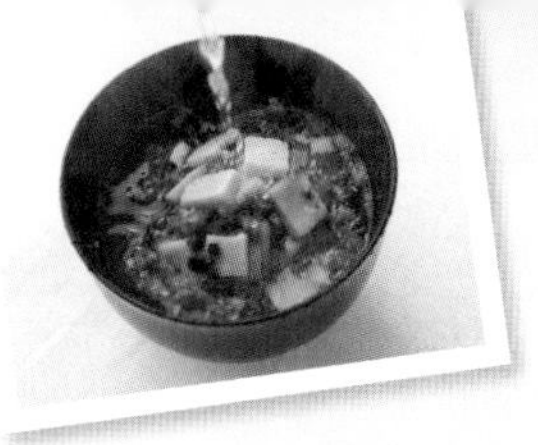

1 4種のうまみ素材でうま味の相乗効果が得られる！

昆布には主にグルタミン酸、かつお節や煮干しにはイノシン酸、お茶にはテアニンというアミノ酸がうま味成分として含まれています。うま味は複合して摂取することで、何倍にも広がります。この出汁に慣れて、うま味センサーに敏感になれれば、味覚リセットできます。

2 自然由来の複雑な味で味覚リセットが簡単にできる！

「やせる出汁」の素材は植物性と動物性の素材を組み合わせており、少し渋みが感じられる複雑な味です。最初は薄味かなと感じますが、だんだん馴染んでくると、味覚を狂わせ、肥満を招きやすい加工食品や人工甘味料などの食品を欲しなくなるでしょう。

3 ダイエットに不足しがちな栄養素を摂取できる！

昆布に含まれるぬめり成分のアルギン酸が腸から脂肪や有害物質を排出し、褐色色素のフコキサンチンが脂肪を燃やしてくれます。
かつお節は食欲を抑制するヒスチジンや代謝に必須の亜鉛を含みます。亜鉛は味覚の上でも大切な栄養素です。
煮干しにはカルシウムが豊富。カルシウムは脂肪の合成を抑えて、分解を促進するので、不足すると太りやすくなるのです。さらにカルシウムの吸収や代謝を助けるビタミンＤや筋肉のもとになるタンパク質も豊富です。
緑茶に含まれるテアニンにはリラックス効果があり、ストレスを緩和させます。また、エピガロカテキンガレートという血糖値の上昇を抑える成分も入っています。

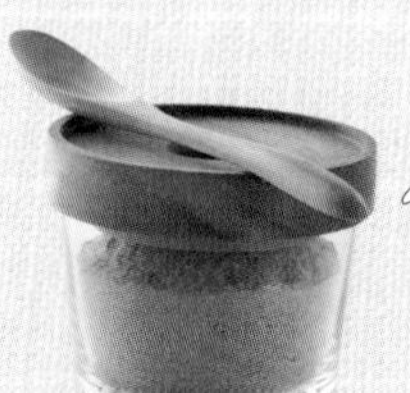

PART1 では、「やせる出汁」と高野豆腐を使ったみるみる効果が出るレシピを紹介しています。最近、急に体重が増えた、食べ過ぎが抑えられないなどあれば、まずは PART1 のレシピを毎日トライしましょう！

高野豆腐+「やせる出汁」ダイエット 体験レポート

PART1で紹介するレシピを使って、工藤先生の指導にもとづいて
実際にダイエットにチャレンジしていただきました。
見事に体重変化がありました！

症例1

● ダイエットチャレンジ法

工藤先生の指導のもと、「やせる出汁」入り高野豆腐を空腹時のみに食べるようにしました。1日1回のときもあれば食べない日もありました。

before

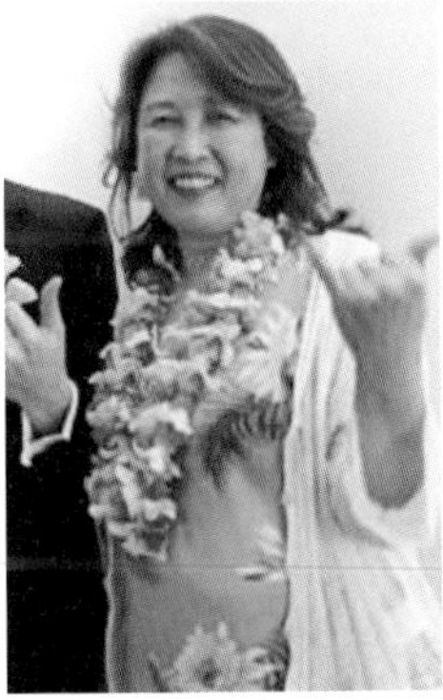

2ヵ月で8kg減に成功！

after

やせて前向きになれるようになりました！
味覚リセットはすごいですね！

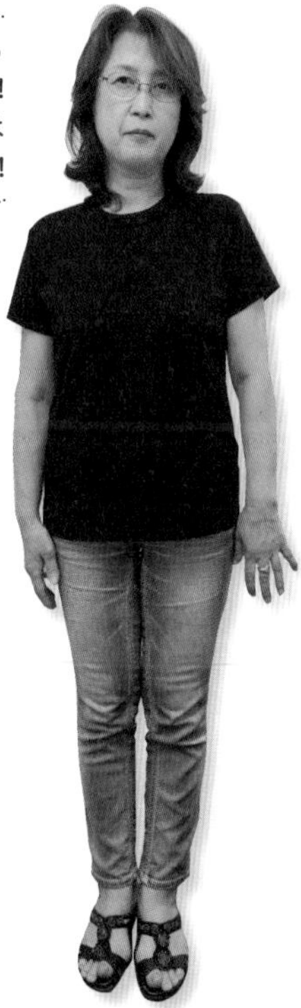

M・Eさん
（57歳、身長157.6cm）

	ダイエット前	ダイエット後
体重	62.0kg	54.0kg
ウエスト	75cm	67cm
中性脂肪値	98mg /dℓ	65mg /dℓ
悪玉コレステロール値	159mg /dℓ	136mg /dℓ

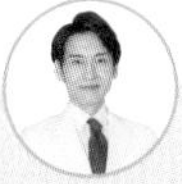

工藤先生からのコメント

「やせる出汁」は最初の3日間くらいは薄味に感じる方が多いのですが、その後は、やせ味覚になるのか、おいしく感じるようですよ。やせてジーンズもバッチリ着こなせていますね！

● ダイエットの感想

高野豆腐は味が浸み込むので満腹感が得られましたし、味がよくわかるようになりました。薄味を好むようになったと思います。体調もよくなり、前向きな気持ちになれるようになりました！

症例2

● ダイエットチャレンジ法

「やせる出汁」入り高野豆腐を毎日朝食にみそ汁で取り入れたりして、1日2回食べるようにしました。1ヵ月後に1日1回に変えました。

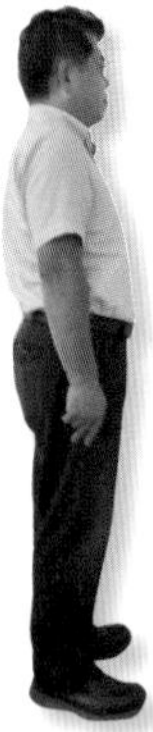

after

体重も中性脂肪値も
大幅減！
周囲も驚いています！

before

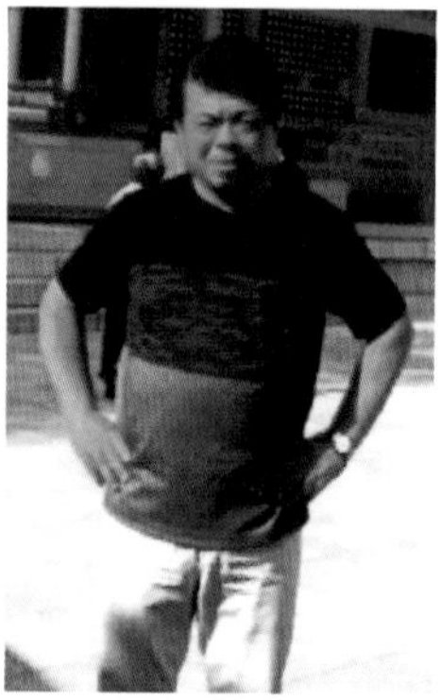

1ヵ月半で
6.5kg減に
成功！

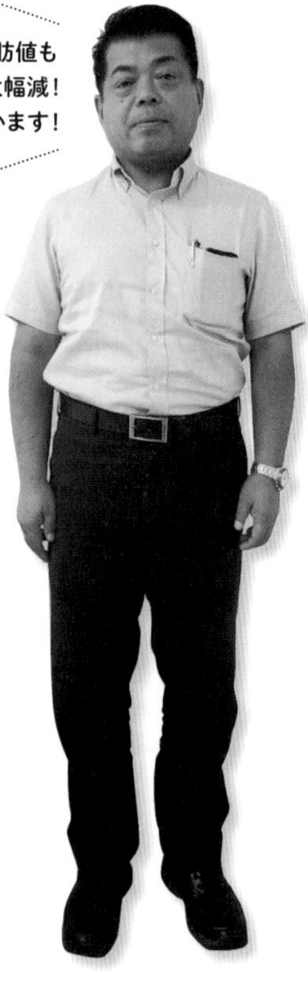

T・Nさん
（54歳、身長165.5cm）

	ダイエット前	ダイエット後
体重	**84.3**kg	**77.8**kg
ウエスト	**120**cm	**98**cm
中性脂肪値	**679**mg /dℓ	**348**mg /dℓ
悪玉コレステロール値	**92**mg /dℓ	**90**mg /dℓ

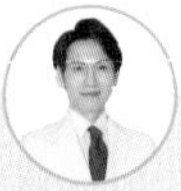

工藤先生からのコメント

T・Nさんはお腹の周りに脂肪がつく内臓脂肪太りでしたが、ウエストが22cmも細くなって、内臓脂肪もしっかりと落とせたようですね。この調子でもうひとがんばりしましょう！

● ダイエットの感想

体が軽くなり、物事がテキパキとこなせるようになりました。周囲も驚いています！

体験レポート

症例3

● ダイエットチャレンジ法

工藤先生の指導のもと、「やせる出汁」入り高野豆腐を1日1食以上食べました。レシピ通りに作ってみたり、サラダのトッピングやみそ汁に高野豆腐を入れてみました。

before

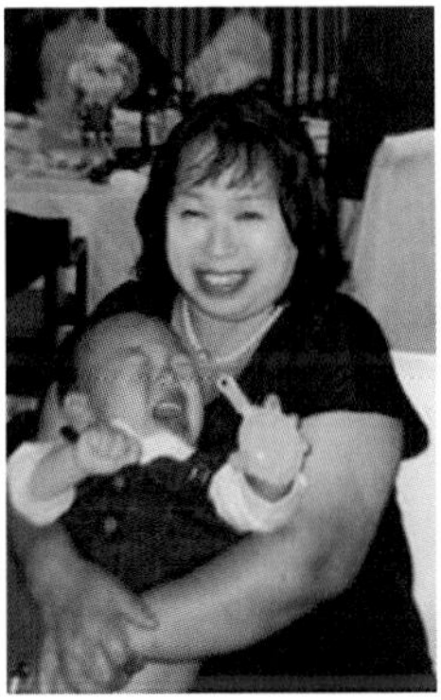

2ヵ月で8kg減に成功！

after

1日1食以上は高野豆腐を食べるようにしました。驚きの結果に満足です

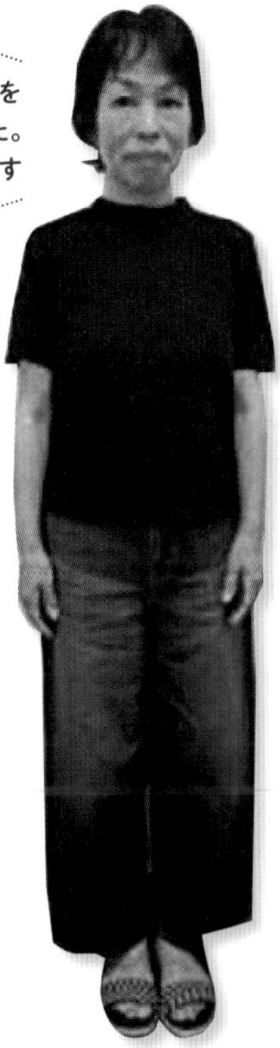

T・Uさん
（57歳、身長153cm）

	ダイエット前	ダイエット後
体重	62.0kg	54.0kg
ウエスト	90cm	72cm
中性脂肪値	154mg /dℓ	65mg /dℓ
悪玉コレステロール値	144mg /dℓ	134mg /dℓ

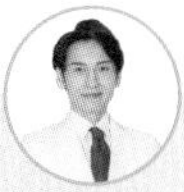

工藤先生からのコメント

「やせる出汁」の味が強いと感じるということは、やせ味覚になっている証拠ですね。すごい成果です。現状の体重を維持するためにも、高野豆腐の献立を今後も続けてください。

● ダイエットの感想

「サバ缶そぼろのつくりおき」は納豆にまぜたり、卵焼きにアレンジして楽しめました。「やせる出汁」の味は強いのでおいしくダイエットできました。

高野豆腐の種類と使い方

昔ながらの伝統食材の高野豆腐ですが、スーパーで手に入る高野豆腐は、サイズのバリエーションも豊かで、料理により使い分けができてとても便利。本書のレシピでは以下の6種類を使用しています。

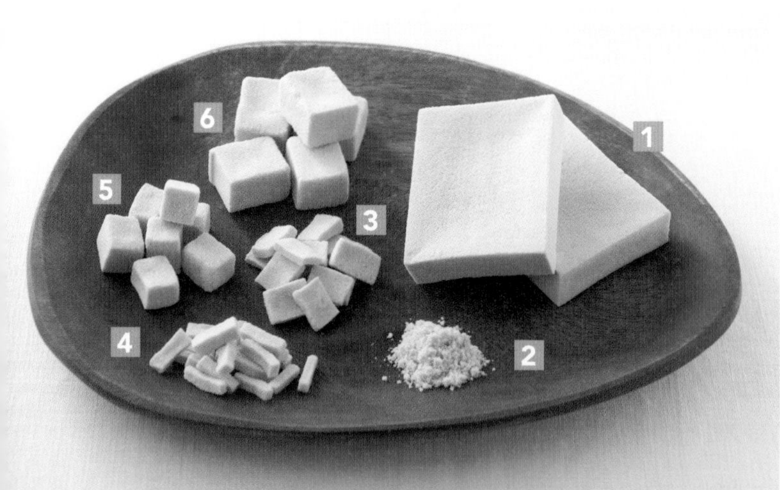

ポイント！

高野豆腐は出汁を吸う性質があるので、大きいサイズで使えば、ジューシーで噛み応えのある料理に、小さいサイズで使えば、ほかの具材と調和した仕上がりになります。高野豆腐は基本加熱調理を推奨しています。水で戻したものは、早めに食べきってください。

1 基本のサイズ 1枚(約16.5g)

水で戻してから、切る、ちぎる、すりおろして粉状にする、など万能に使えるサイズ。煮たり、焼いたり、と汎用性が高い基本のサイズ。

2 粉豆腐

高野豆腐を粉末にしたもの。粉豆腐がない場合、高野豆腐をすりおろしてもOK。肉や魚料理のつなぎとして、また、和えもの、ディップ、ドレッシングなどに。小麦粉やパン粉の代わりに使えば、糖質オフにも。

3 薄切り

小さいので、戻さず使えます。みそ汁やスープなどの汁もの、炒めもの、炊き込みご飯などに使います。

4 細切り

小さいので、戻さず使えます。千切りサイズなので、炊き込みご飯やスープやサラダ、浅漬け、汁ものなどに便利です。

5 1/20サイズ

小さいので汁ものなら、戻さず使えます。汁けが少ない料理には戻して使います。食べやすいサイズなので、汁もの、炒めもの、和えもの、炊き込みご飯など広い用途で使えます。

6 1/6サイズ

一般に流通しているサイズ。汁ものなら、戻さず使えます。汁けが少ない料理には戻して使います。食べ応えのあるサイズなので、食感も楽しめます。煮もの、ソース系の料理に向いています。

高野豆腐の戻し方と便利な使い方

高野豆腐を戻して使うときは、水で戻すのが基本です。本書では以下の方法で調理しています。

高野豆腐の戻し方

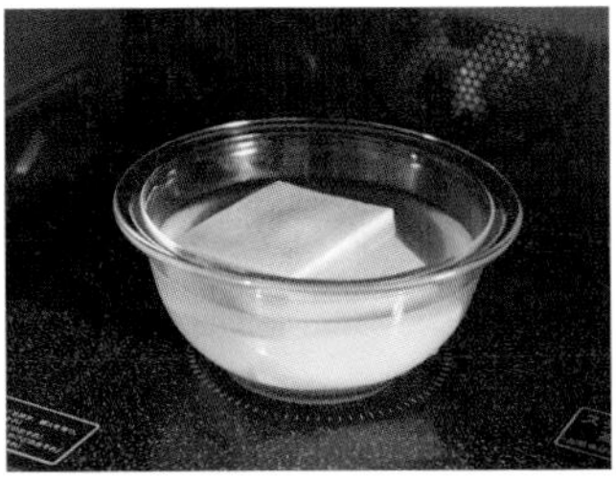

レンジで戻す

耐熱皿に高野豆腐がひたるぐらいの水を入れて、高野豆腐をなるべく重ならないように並べます。ラップをせずに、600Wの電子レンジで1枚につき1分加熱します。粗熱が取れたら、水けを絞って料理に使います。

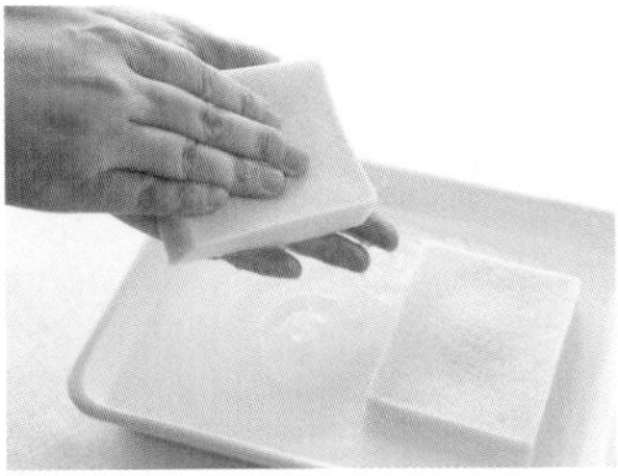

水で戻す

高野豆腐が重ならないで並べられるバットなどに、水をたっぷりと入れて、高野豆腐を浮かべるように入れて1分程度浸けます。その後、水けを絞って料理に使います。

ポイント！

熱湯で戻すと煮崩れする場合があります。また、水だけで煮る、砂糖やみりんだけの味付けで煮る場合も煮崩れする場合があります。製品により、ぬるま湯で戻す方法もありますが、お使いの高野豆腐の戻し方を参考にしてください。

高野豆腐の便利な活用法

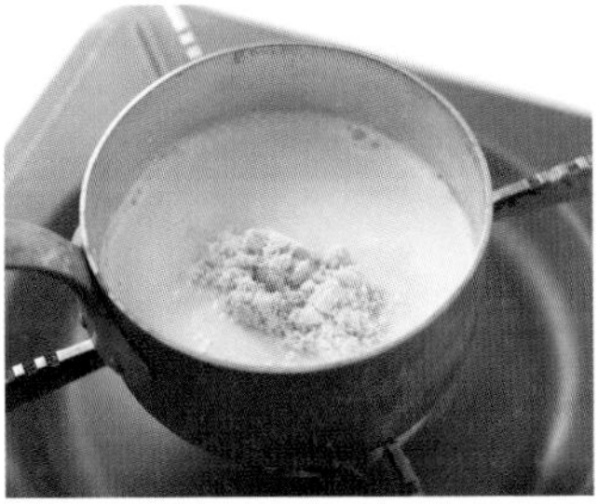

粉豆腐を牛乳で煮る

ドレッシングやディップを作るときは、牛乳で粉豆腐を沸騰直前まで温めます。加熱することで日持ちもよくなります。

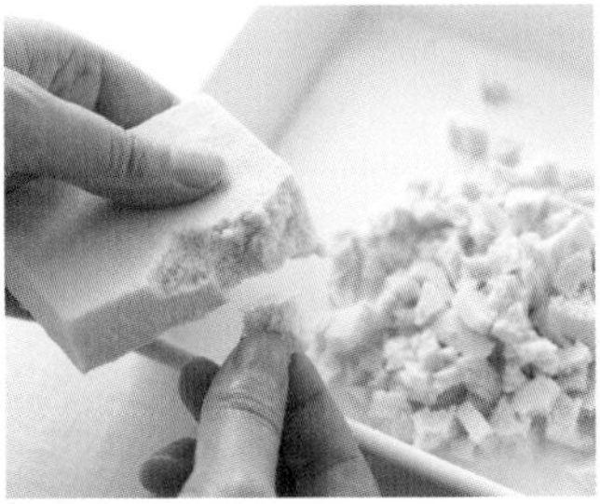

戻した高野豆腐をちぎる

基本のサイズの高野豆腐を水で戻した後、手でちぎれば、そぼろ料理に。手でちぎる代わりに、フードプロセッサーを使っても便利です。

太り方のタイプを知りましょう

ダイエット成功のためには、自分の体質タイプを知ることも大切です。体を構成する「気・血・水」のどのめぐりが滞っても肥満の原因となります。自分がどのタイプの太り方なのか以下を参考にしてチェックしましょう。

ポイント！

「気タイプ」の人はストレス太り系。刺激の強い食べ物は避けて。「血タイプ」は冷え太り系、腸内環境を整え、排泄力をアップさせて。「水タイプ」は水太り系なので、冷たい飲食物を避け、汗をかく運動をしましょう。また「気・血・水」の体質タイプが重なる混合タイプもあります。

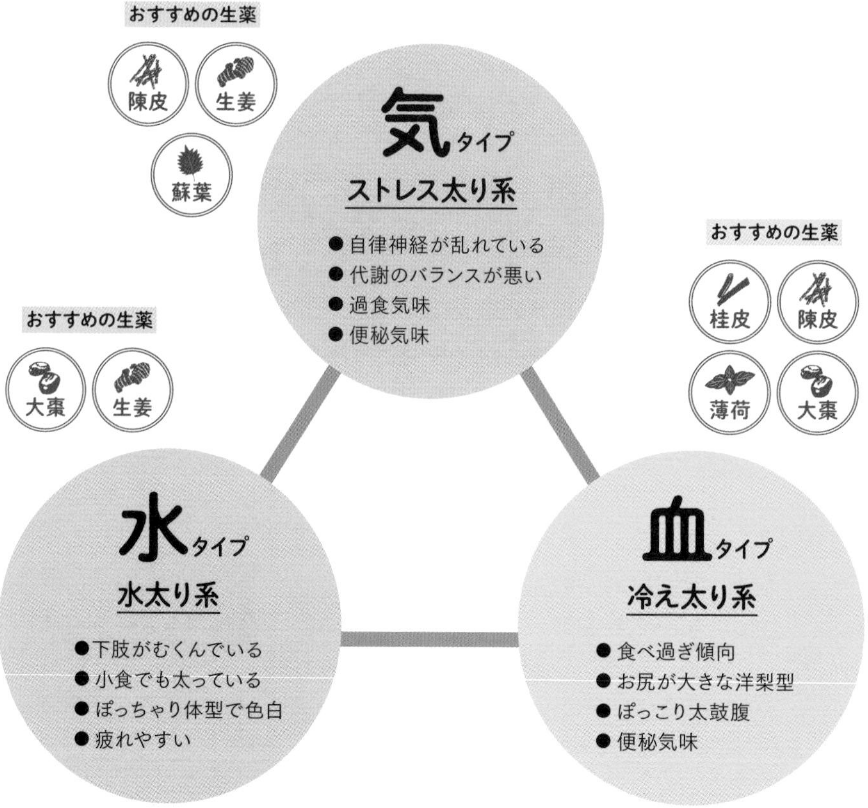

漢方では体を構成するのは、「気・血・水」といわれており、この3つがうまく流れないと不調をきたします。「気」は活力、「血」は血液、「水」は体液や分泌液を表します。

体質改善には生薬がおすすめ！

私のダイエット外来では、漢方薬を処方することもあります。漢方薬は生薬を組み合わせたもの。ですから、生薬を料理に取り入れることで、体質改善もできるのです。

PART2では、以下の8つの生薬をプラスした高野豆腐ダイエットレシピを紹介しています。

ポイント！

生薬は野菜やハーブなど、ほとんどが香り付けなど味を高めるために、副材料として加えているものです。体調に合わせて料理の仕上げに生薬をプラスするだけで、不調でつらい状態から抜け出せるかもしれません。

大棗《たいそう》（ナツメ）

漢方では大棗という名で呼ばれます。甘味があるので、そのまま食べてもおいしく滋養強壮に有効。体を温めて、消化器系の働きを整えて、リラックス効果があります。

陳皮《ちんぴ》

熟した温州みかんの皮を乾燥させたもので、食欲不振、吐き気に効果的。ほかに利尿作用、健胃作用が期待できます。

蘇葉《そよう》（シソ、大葉）

辛み成分が体を温め、熱を下げる効果があります。香り成分のペリルアルデヒドは、食欲増進、吐き気を防ぎます。蘇葉はシソの葉を乾燥させた生薬で、解熱・健胃薬などに用いられます。

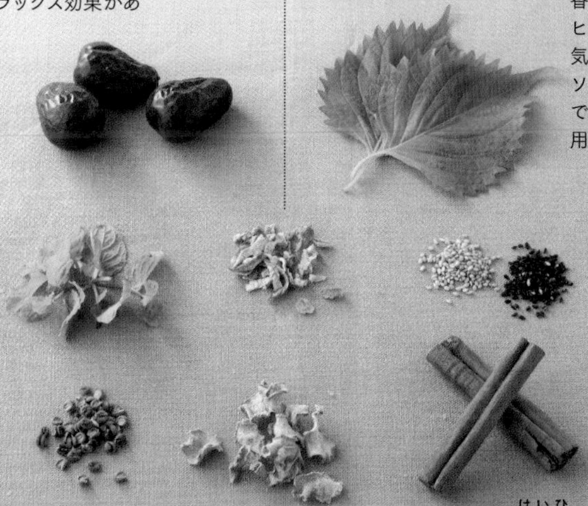

薄荷《はっか》（ミント）

主成分のメントールが血行を促進して新陳代謝を活発にして、発汗や解熱、精神疲労の回復などの作用をもちます。

胡麻《ごま》

抗酸化成分セサミンやセサミノール、老化を防ぐビタミンEが豊富。滋養強壮、解毒、便秘、抗炎症作用があります。

山椒《さんしょう》

辛み成分のサンショールが胃腸を刺激して、機能を促進します。健胃、整腸、利尿、消炎効果が期待できます。

生姜《しょうが》

生の生姜《しょうきょう》にはジンゲロールという、発汗作用を高め、熱を下げたり、免疫力をアップさせる効果が。乾燥させた生姜は乾姜《かんきょう》と呼ばれ、ショウガオールが豊富で、脂肪燃焼や冷え症改善の効果が期待できます。

桂皮《けいひ》（シナモン）

主成分ケイヒアルデヒドが血行を改善し、肩こりや冷え症などを緩和します。健胃、整腸作用、精神安定効果も期待できます。

本書の使い方

レシピページはPART1とPART2に分かれています。

PART 1

「工藤先生のやせる出汁」入り[最強]高野豆腐レシピでは、「やせる出汁」の作り方をはじめ、「やせる出汁」と高野豆腐を組み合わせたデブ味覚をやせ味覚に最速で変える、汁ものを中心としたレシピを紹介しています。1日1杯または1食を「やせる出汁」入りの献立に変えて、味覚リセットを目指しましょう。

PART 2

高野豆腐ダイエットレシピでは、体質改善におすすめの8種の生薬をプラスした高野豆腐レシピを主菜、副菜、汁もの、主食、スイーツから、ドレッシング、漬けものまで紹介しています。それぞれ使用する生薬のアイコンがついています(これらの生薬の一部が含まれる七味唐辛子を使ったレシピもあります)。

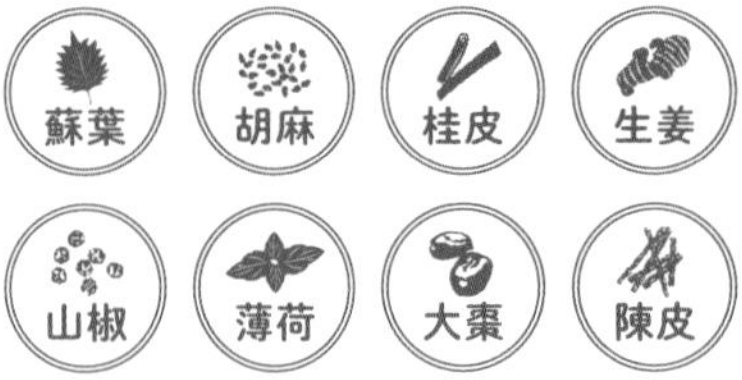

それぞれの生薬のパワーは前ページを参考にしてください。

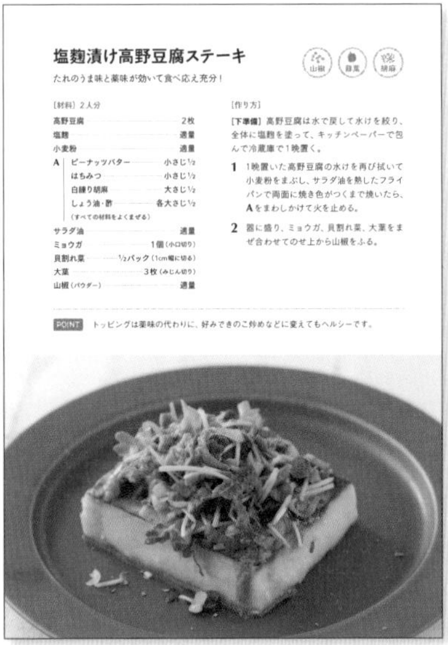

塩麹漬け高野豆腐ステーキ

たれのうま味と薬味が効いて食べ応え充分!

山椒 蘇葉 胡麻

[材料] 2人分

高野豆腐……2枚
塩麹……適量
小麦粉……適量
A ピーナッツバター……小さじ1/2
はちみつ……小さじ1/2
白練り胡麻……大さじ1/2
しょう油・酢……各大さじ1/2
(すべての材料をよくまぜる)
サラダ油……適量
ミョウガ……1個(小口切り)
貝割れ菜……1/2パック(1cm幅に切る)
大葉……3枚(みじん切り)
山椒(パウダー)……適量

[作り方]

[下準備] 高野豆腐は水で戻して水けを絞り、全体に塩麹を塗って、キッチンペーパーで包んで冷蔵庫で1晩置く。

1 1晩置いた高野豆腐の水けを再び拭いて小麦粉をまぶし、サラダ油を熱したフライパンで両面に焼き色がつくまで焼いたら、Aをまわしかけて火を止める。

2 器に盛り、ミョウガ、貝割れ菜、大葉をまぜ合わせてのせ上から山椒をふる。

POINT トッピングは薬味の代わりに、好みできのこ炒めなどに変えてもヘルシーです。

この本で使った高野豆腐

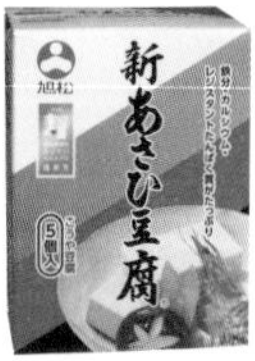

新あさひ豆腐 5個入
(旭松食品)

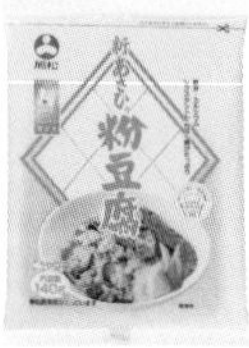

新あさひ 粉豆腐
140g(旭松食品)

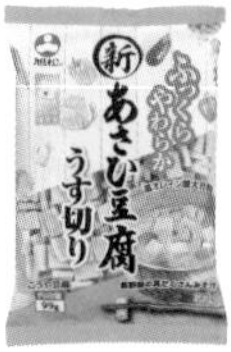

新あさひ豆腐 うす切り
99g(旭松食品)

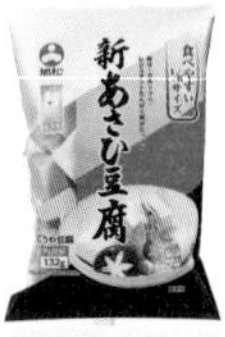

新あさひ豆腐 1/6サイズ
132g(旭松食品)

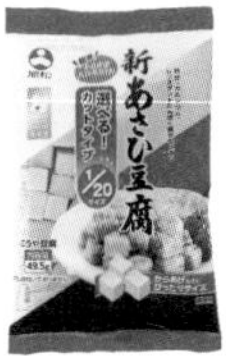

新あさひ豆腐 1/20サイズ
49.5g(旭松食品)

[商品の問い合わせ]
楽天市場 旭松食品公式オンラインショップ https://www.rakuten.co.jp/asahimatsufoods/

PART 1

デブ味覚を変えてやせる！

「工藤先生のやせる出汁」入り ［最強］高野豆腐レシピ

デブ味覚をやせ味覚に変える
「工藤先生のやせる出汁」を使った
みるみる効果が出る高野豆腐
ダイエットレシピを紹介します。
いつもの出汁を変えるだけ！

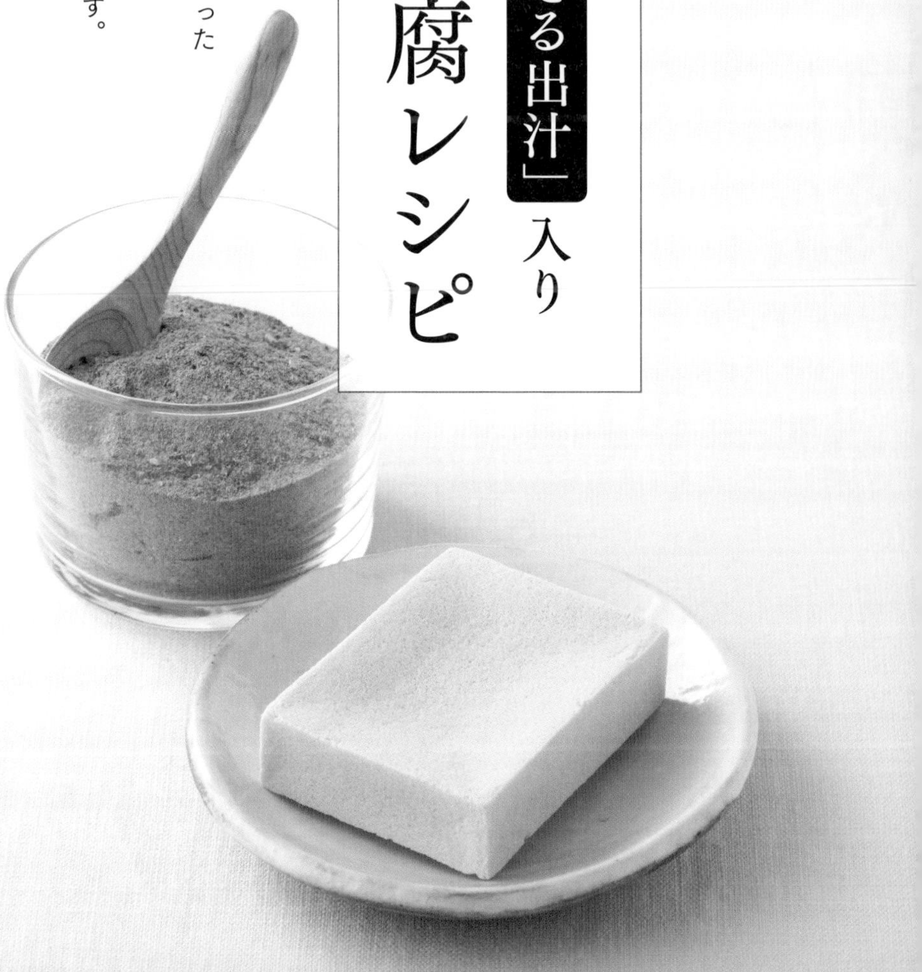

工藤先生のやせる出汁

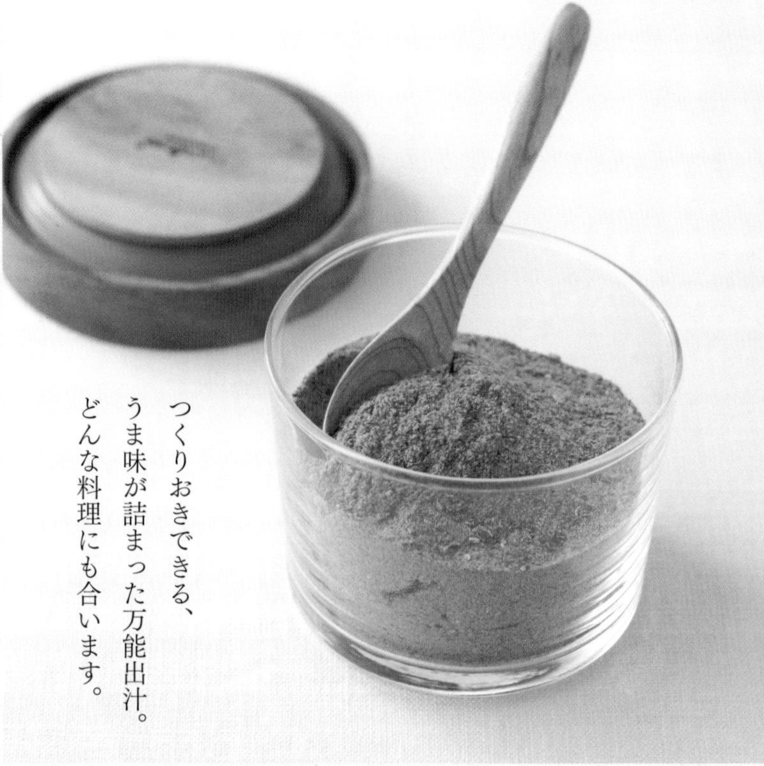

つくりおきできる、うま味が詰まった万能出汁。どんな料理にも合います。

［材料］ 出来上がり約50g
大さじ１杯を毎日使用すると約５日分

煮干し……10g　かつお節……30g
緑茶（茶葉）……5g　刻み昆布……10g

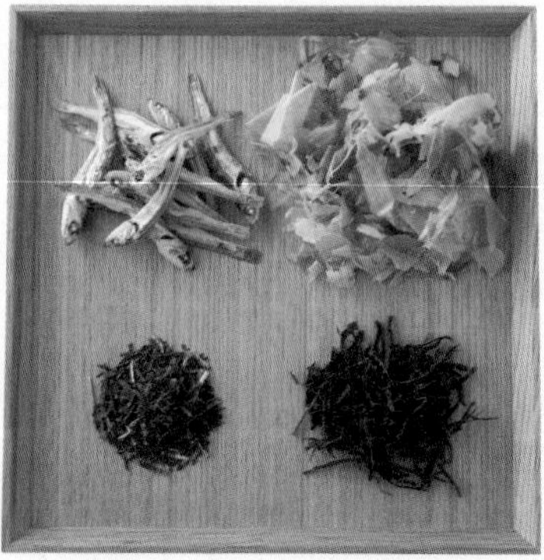

うま味たっぷりの「やせる出汁」を使って、デブ味覚をやせ味覚にチェンジできますよ！

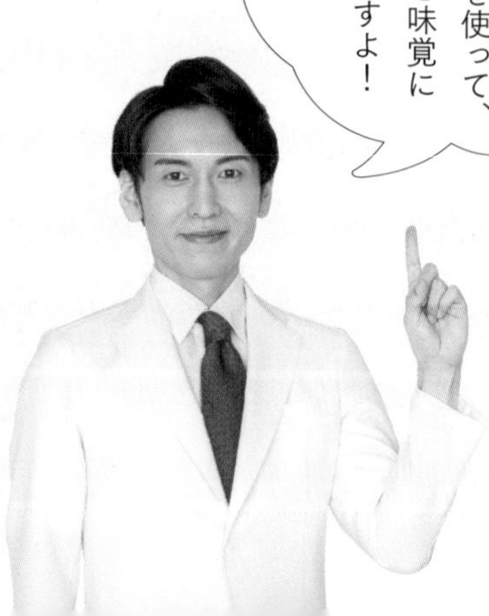

[電子レンジでの作り方]

1 平らな耐熱皿にクッキングペーパーを敷き、かつお節を広げて、ラップをせずに600Wの電子レンジで2分加熱して水分をとばす（手で軽く握るだけで崩れるようになるまで加熱する）（**a**）。

2 **1**と同様にして煮干しを1分加熱して水分をとばす。手でちぎり（**b**）（頭も内臓もまるごと使う）、**1**と合わせる。

3 ミキサーに刻み昆布、緑茶、**2**の順に入れて（**c**）、パウダー状になるまで攪拌する（**d**）。

[作り方]

1 煮干しを水分が飛びやすいように手で細かくちぎり、フライパンを中火にかけた中に入れて、空煎りする。

2 **1**がパチパチと音がしてきたらかつお節を入れ、空気をふくませるように下から上にかき混ぜながら空煎りする。

3 かつお節が手で軽く握るだけで崩れるようになれば火を止める。

4 ミキサーに刻み昆布、緑茶、**3**の順に入れて（**c**）、パウダー状になるまで攪拌する（**d**）。

（**a**）

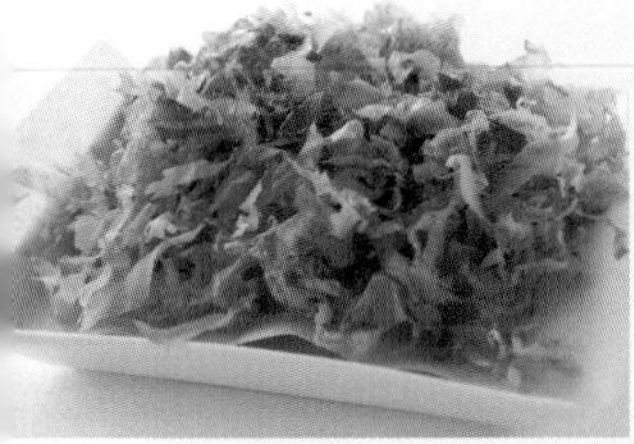

（**b**）

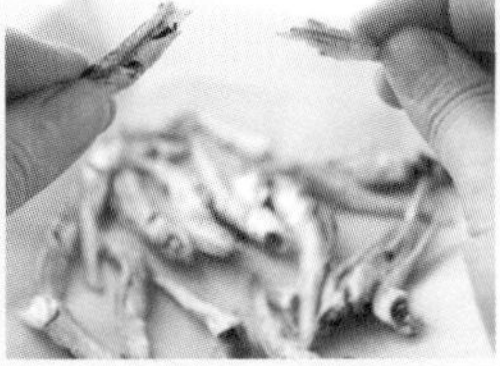

（**c**）

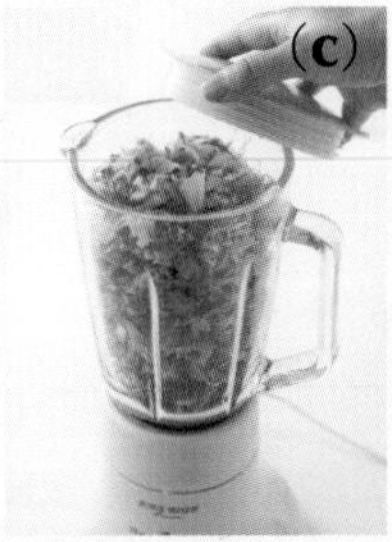

（**d**）

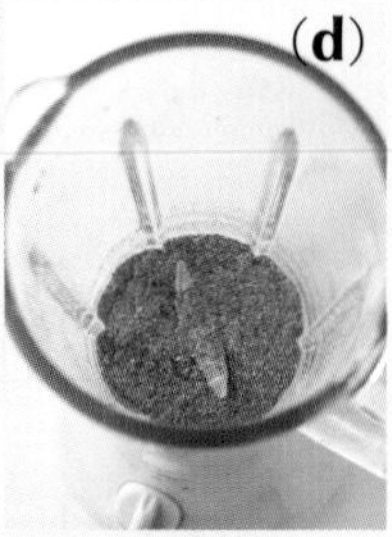

（**a**）からからになった状態のかつお節。（**b**）煮干しはポキッと折れる程度になるまで加熱する。（**c**）すべての材料を入れる。（**d**）攪拌した状態のやせる出汁。

◉ でき上がったものは、密閉容器やビンなどに入れて冷暗所で2週間ほど保存可能。

「工藤先生のやせる出汁」は、私のダイエット外来で患者さんにもすすめているものです。皆さん、効果がでているので、是非手作りして、ダイエットを成功させましょう!

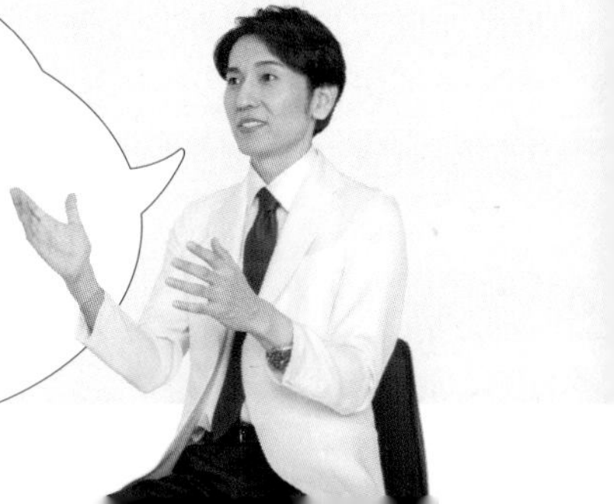

高野豆腐のみそ玉

お湯をかけるだけのダイエットみそ汁。食べ応え充分

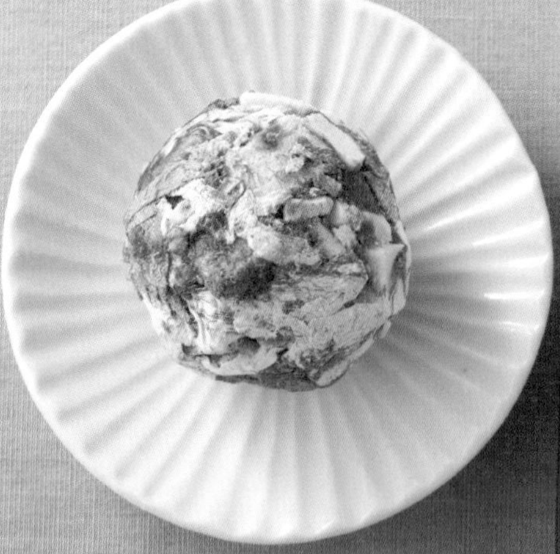

高野豆腐＋とろろ昆布

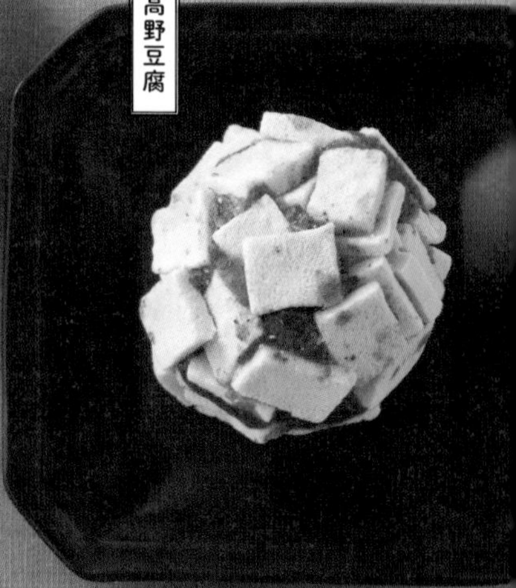

高野豆腐

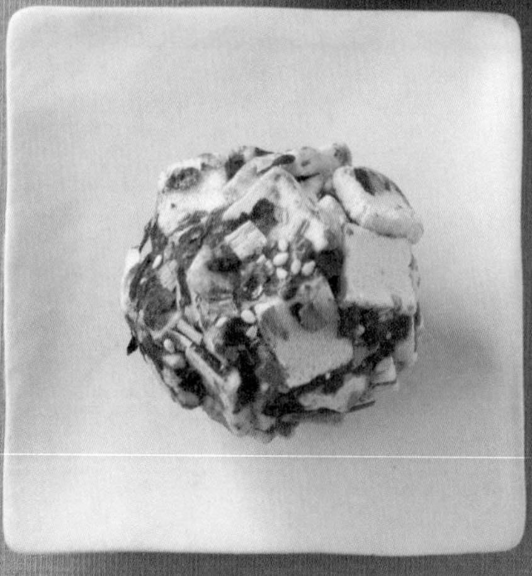

高野豆腐＋海苔、胡麻、ネギ

［材料］２個分

- 高野豆腐・薄切り
  またはみそ汁用……33g
  （高野豆腐約２枚分・戻さず使用）
- やせる出汁（作り方▶p.20）……小さじ2
- みそ……大さじ2
- 好みの具材……適量（なしでも）
  （とろろ昆布、乾燥麩、乾燥わかめ、焼海苔、乾燥あおさ、桜えび［素干し］、青のり、塩昆布、胡麻、大葉、ミョウガ、生姜、ネギなど）

［作り方］

1. みそにやせる出汁を入れてよく混ぜ、高野豆腐と好みの具材を入れて混ぜる。
2. 2つに分けてラップに包んで丸める。
3. 使用する際は、器に2を入れ、熱湯300mℓ（分量外）をそれぞれ注いでいただく。

◉ 冷蔵庫で7日間保存可能

POINT お湯をかけると、高野豆腐が器にフワーッと広がる具沢山みそ汁。朝の一杯にもおすすめ。

サバ缶そぼろのつくりおき

サバのうま味が高野豆腐に浸みています。ご飯やパンにのせて

[材料] 2人分

- 高野豆腐……2枚
- サバ缶（水煮）……1缶（190g）
- A
  - やせる出汁（作り方▶p.20）……大さじ1
  - 水……100mℓ
- 生姜……1片（みじん切り）
- 長ネギ……1/3本（みじん切り）
- サラダ油……適量
- 万能ネギ（小口切り）……適量

◉ 冷蔵庫で3~4日間保存可能

[作り方]

1 高野豆腐は水で戻して水けを絞り、細かくちぎる（もしくはフードプロセッサーにかける）。

2 フライパンを熱し、サラダ油をひいて生姜を炒める。生姜の香りが出てきたら、長ネギと高野豆腐、サバ缶（缶汁ごとすべて）、**A**を加えて、サバをほぐしながら水分が飛ぶまで炒め、万能ネギをふる。

3 粗熱が取れたら、保存容器に移す。

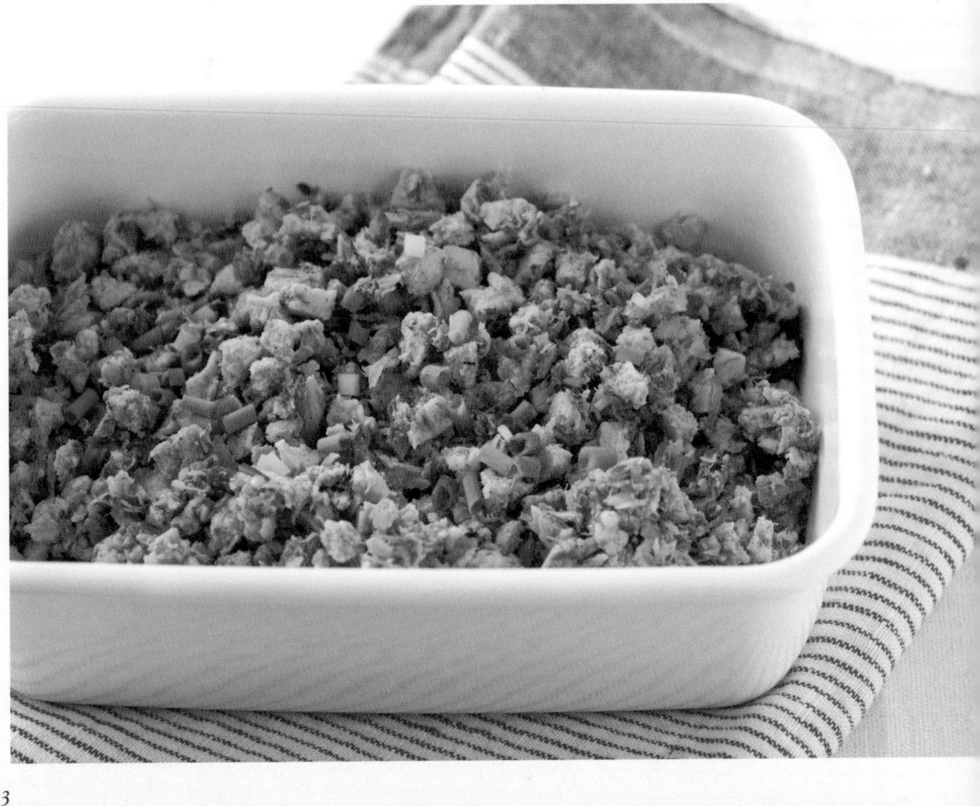

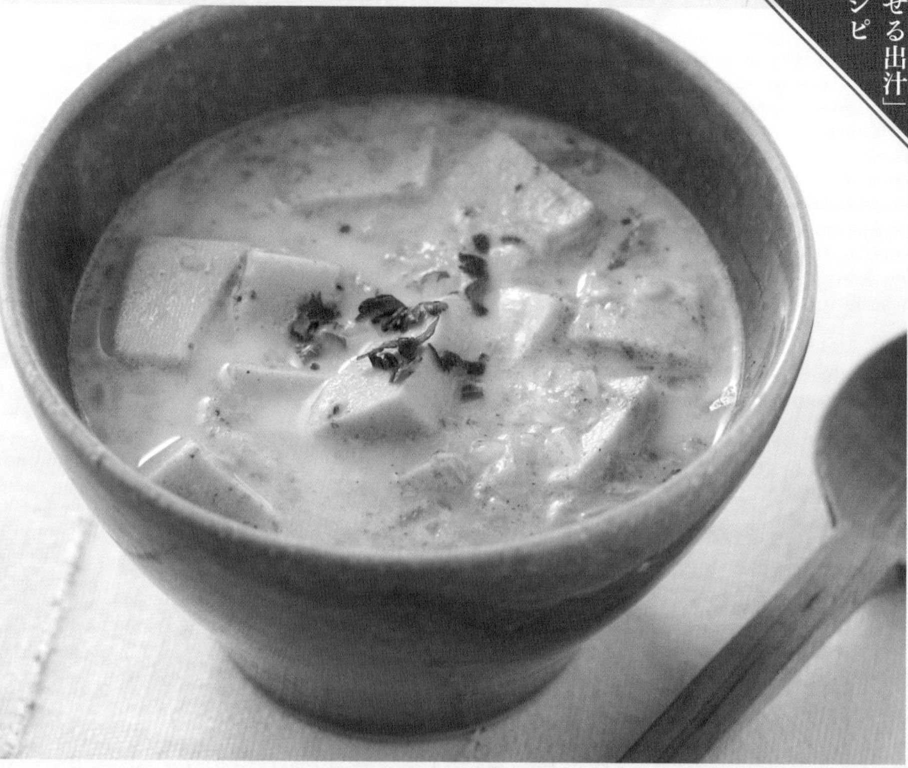

高野豆腐とミルクの卵スープ

高タンパク素材たっぷりでダイエットに最適！

［材料］2人分

高野豆腐……2枚
（カットタイプのもの33gでも可）
玉ねぎ……1/2個（みじん切り）
バター……10g
A｜やせる出汁（作り方▶p.20）……大さじ1
｜水……400mℓ
牛乳……200mℓ
溶き卵……2個分
塩・こしょう……適宜
パセリ……適量

［作り方］

1 鍋にバターを溶かして玉ねぎを透明になるまで炒める。

2 高野豆腐は水で戻して水けを絞り、1.5cm角にカットする。

3 **1**に**2**と**A**を入れて弱火で2〜3分煮込み、牛乳を加えて沸騰直前まで温める。

4 火を止めて溶き卵を流し入れ、パセリを散らす。好みで塩・こしょうで味を調える。

高野豆腐とわかめの中華風スープ

水溶性、不溶性食物繊維のパワーで腸活にも◎

［材料］２人分

高野豆腐……２枚
（カットタイプのもの33gでも可）

A　やせる出汁……大さじ1と½
　　水……600㎖

B　胡麻油……小さじ1 ½
　　しょう油……小さじ1 ½

乾燥わかめ……4～5g
白胡麻……適量

［作り方］

1 高野豆腐は水で戻して水けを絞り、1.5cm角にカットする。

2 鍋に**A**と**1**を入れて沸騰したら弱火で1～2分煮る。

3 **B**と乾燥わかめを加えて火を止め、好みで白胡麻をふる。

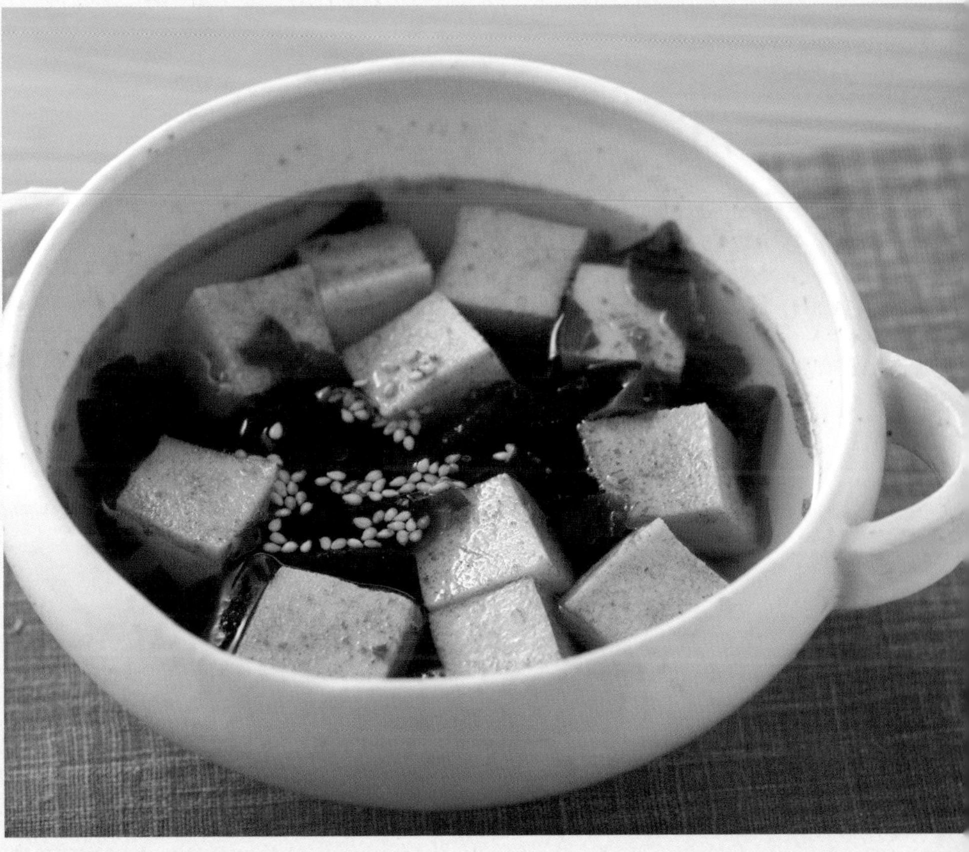

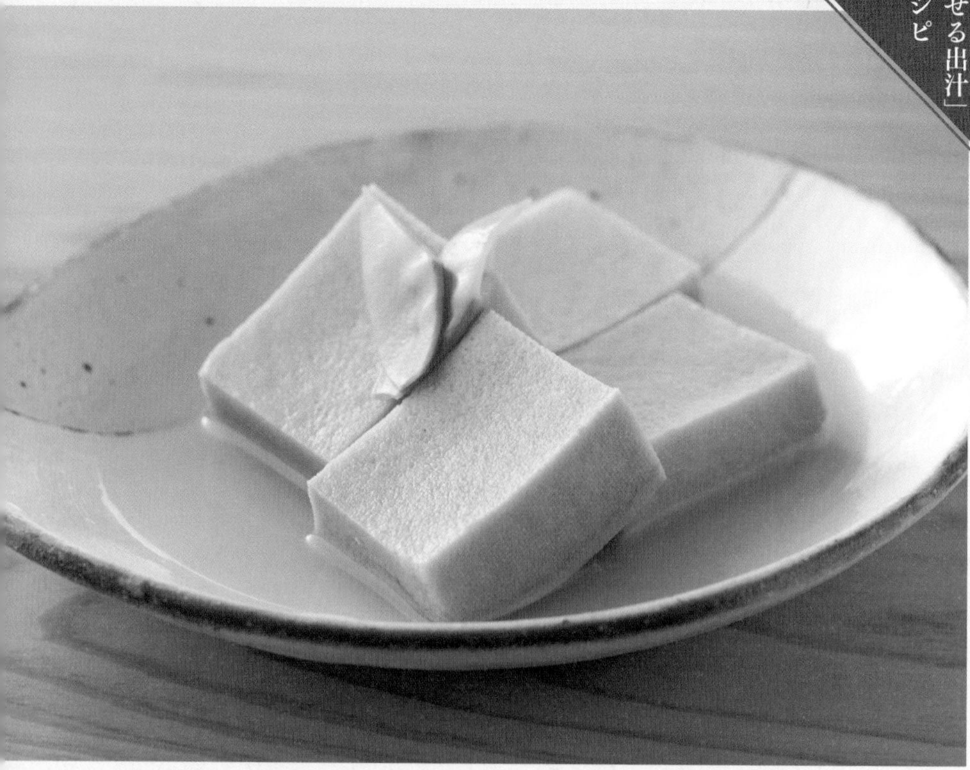

高野豆腐の含め煮

基本の含め煮も出汁が効いてうま味がアップ

［材料］2人分

高野豆腐……2枚（カットタイプ33gでも可）

A
- やせる出汁（作り方▶p.20）……大さじ1（出汁パックに入れる）
- 水……400㎖
- 砂糖……大さじ2
- 薄口しょう油……小さじ1
- みりん……大さじ1/2
- 塩……少々

絹さや……適量（サッと塩茹でする）

［作り方］

1 高野豆腐は水で戻して水けを絞り、食べやすい大きさにカットする。

2 **A**を鍋に入れて火にかけ、沸騰したら**1**を入れ、少しずらして蓋をして、弱火で煮汁が少し残る程度まで、約10～15分程度煮る。

3 器に**2**を盛り、食べやすく切った絹さやをのせる。

◉ 冷蔵庫で4～5日間保存可能

POINT 出汁パックの中に入っている出汁殻はそのまま食べるのもおすすめ。

PART 2

身近な生薬プラスで
体質改善も！

高野豆腐ダイエットレシピ

主菜、副菜、汁もの、主食から、
スイーツやドレッシング、
漬けものまで

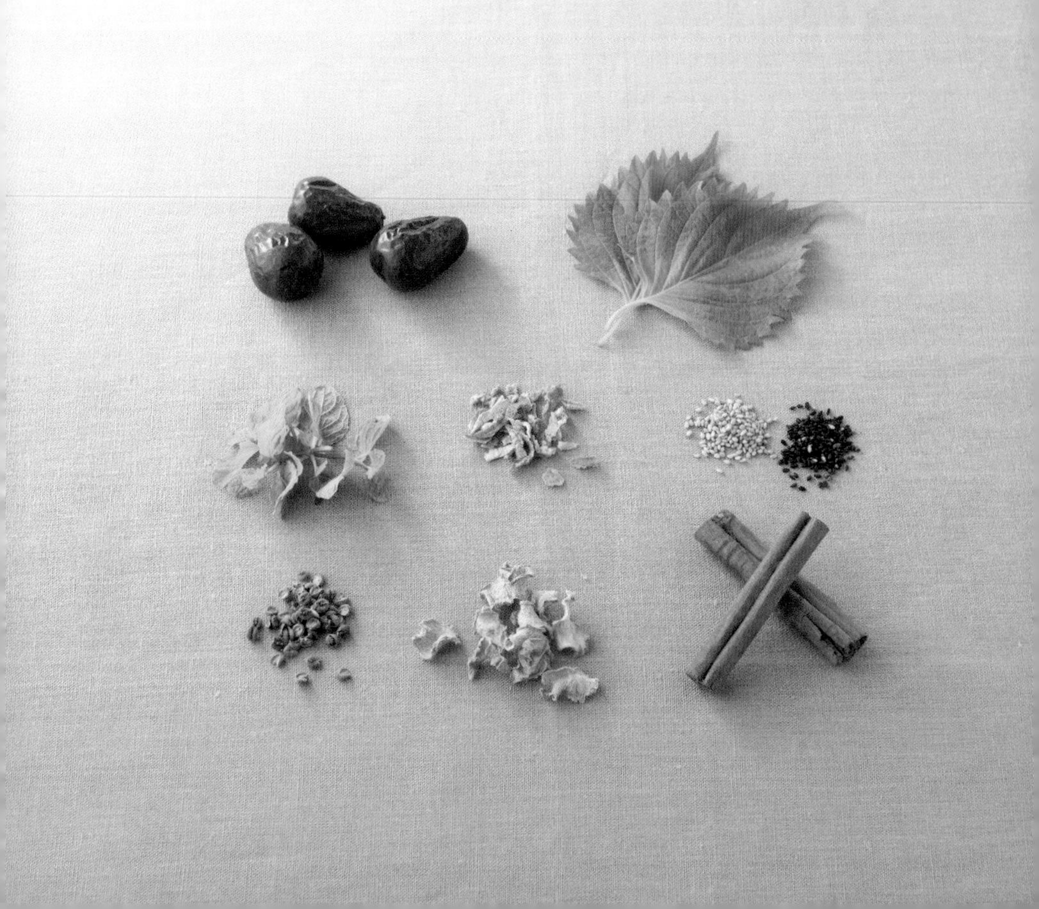

ささみと高野豆腐、野菜のセイロ蒸し

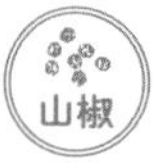

蒸すだけ！ ビタミンたっぷりの豪華な蒸しもの

［材料］2人分・セイロ2つ分

高野豆腐 …… 2枚
ささみ …… 2本（100g）
舞茸 …… ½パック（ほぐす）
しいたけ …… 2枚（石づきを取る）
ブロッコリー …… 適量（小房に分ける）
カリフラワー …… 適量（小房に分ける）
さつまいも・かぼちゃ …… 各2スライス
ヤングコーン …… 2本
アスパラガス …… 2本（半分に切る）
チンゲンサイ …… ¼株
にんじん …… ¼本（30g）
（1cm角の棒状に切る）

［みそしょう油だれ］

みそ・しょう油・砂糖 …… 各小さじ1
酒 …… 大さじ1
山椒（パウダー） …… 小さじ¼
（すべての材料をよくまぜる）

［作り方］

1 高野豆腐は水で戻して、1枚を2等分にカットする。ささみは筋を取って半分に切る。

2 片方のセイロに高野豆腐、ささみ、舞茸、しいたけを入れ、もう1つのセイロに野菜をすべて入れ、すべての材料に火が通るまで蒸す。

3 蒸しあがった**2**に、みそしょう油だれをかけていただく。

POINT 季節野菜や、好みの魚やお肉に変えて楽しんで。山椒の効いたみそしょう油がおいしさを引き立てます。

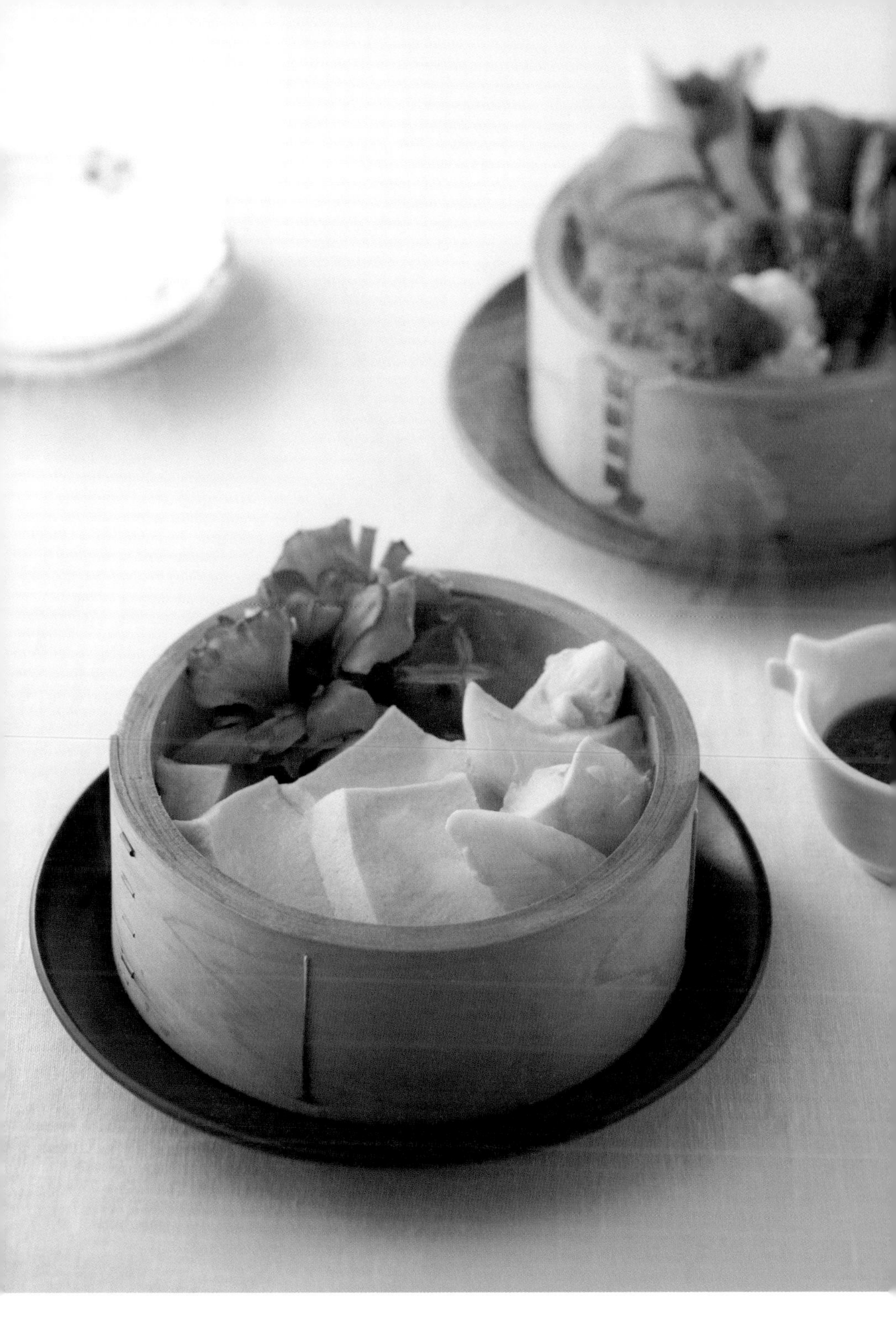

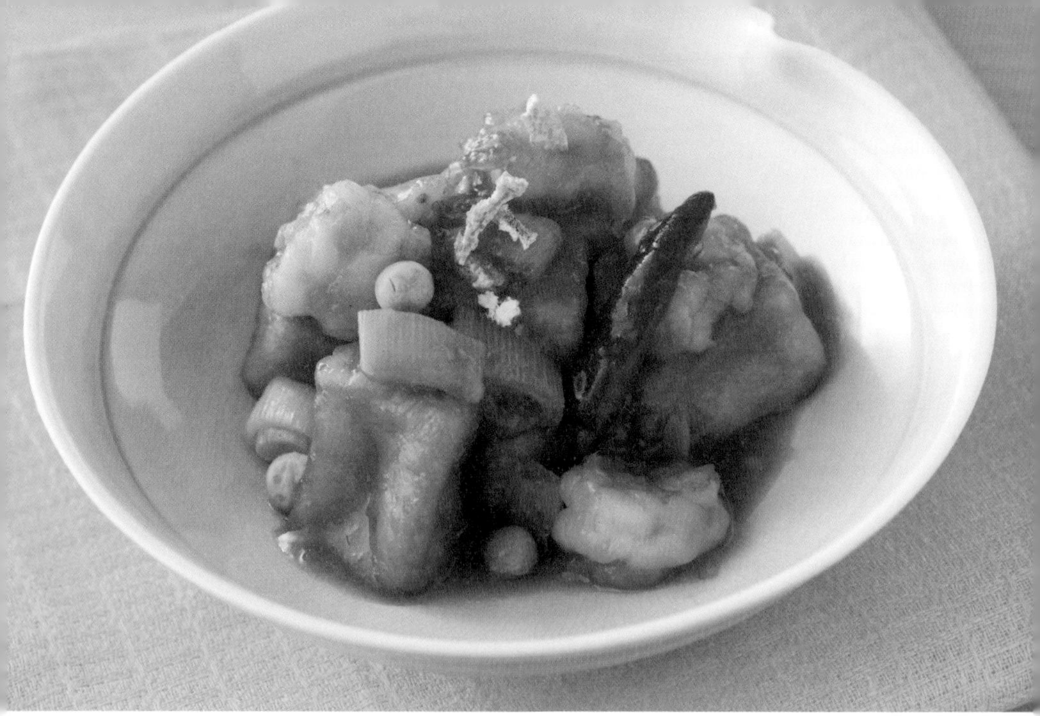

エビと高野豆腐のオランダ煮

生姜　陳皮

とろーり、ジューシーな高野豆腐の新食感を楽しんで！

[材料] 2人分

高野豆腐	2枚（1/6サイズでも可）
海老	100g（5尾）
片栗粉	適量
揚げ油	適量
酒・塩・こしょう	各適量
長ネギ	1/2本（50g）（1cm長さの輪切り）
生姜	1/2片（みじん切り）
A: 出汁	200㎖
A: しょう油・みりん	各大さじ2
A: 砂糖	小さじ1/2
A: 赤唐辛子	1本
陳皮	適量
グリンピース（冷凍）（解凍する）	適量

[作り方]

1 高野豆腐は水で戻して水けを絞り、1枚を6等分にカットして片栗粉を薄くまぶし、海老は殻と背わたを取り、酒、塩・こしょうを揉み込み片栗粉をまぶす。

2 フライパンに揚げ油大さじ3を熱して高野豆腐の両面を色よく焼いて取り出す。

3 **2**のフライパンに少量油を足し、長ネギと生姜を炒め、香りが出たら海老を加えて炒める。

4 **A**を加えて煮立ったら、**2**の高野豆腐を戻し入れ、落とし蓋をして弱火で10分煮る。

5 器に盛り、陳皮とグリンピースを散らす。

POINT　高野豆腐は油を吸いやすいため、揚げるのではなく少し多めの油で全体に色をつけるのがポイントです。陳皮には血行促進効果が期待できます。

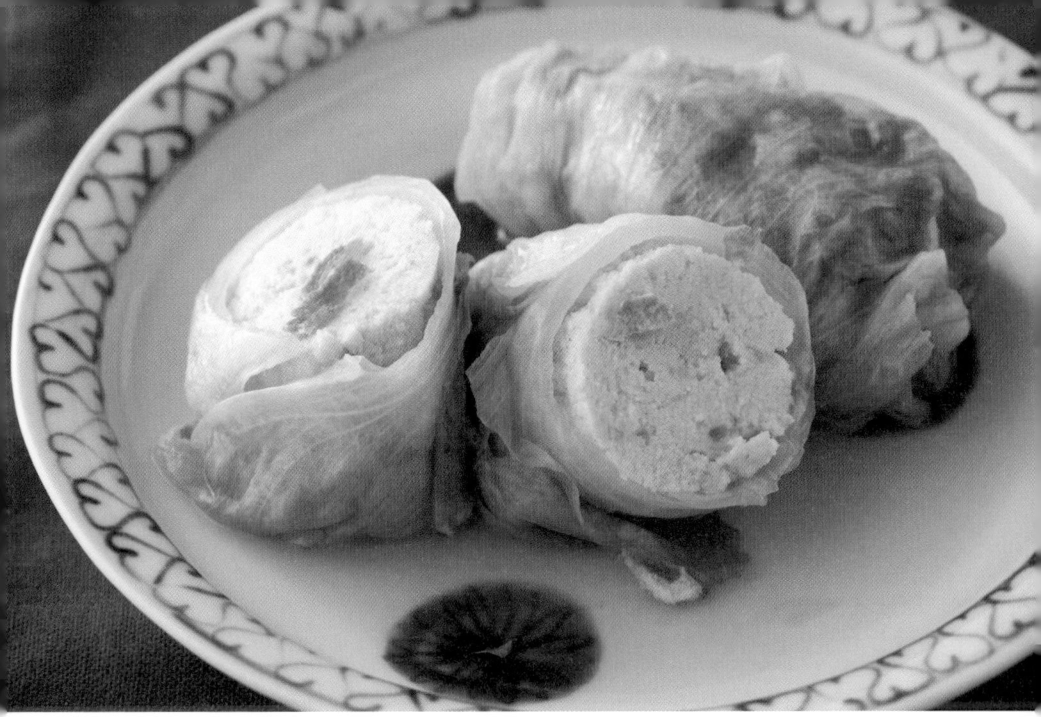

タラと海老のレタスロール

陳皮

レンチンのみでも本格派の出来映え！ 柑橘系でさわやかな一品

［材料］2人分

- 粉豆腐……33g
  （高野豆腐2枚をすりおろしても可）
- 海老……50g（大2尾）
- タラ……50g（1/2切れ）
- レタス……4枚
- 酒……大さじ2
- 塩・こしょう……各少々
- 陳皮……小さじ1
- A
  - 固形スープ……1個
  - 水……200mℓ
  - 塩・こしょう……各少々
  - 白ワイン……大さじ1

［作り方］

1 海老は殻と背わたを取り、タラと一緒に包丁で粘りが出るまで叩く。粉豆腐と酒、塩・こしょう、陳皮を加えてよくまぜ、4等分にして棒状に丸めて棒団子を4つ作る。

2 レタスは洗って水けをつけたまま、ラップをせずに600Wの電子レンジで1分加熱して、**1**を包む（**a**）。

3 耐熱容器に**A**と**2**を入れてふんわりとラップをして、600Wの電子レンジで約4分加熱して中まで火を通す。

(a)

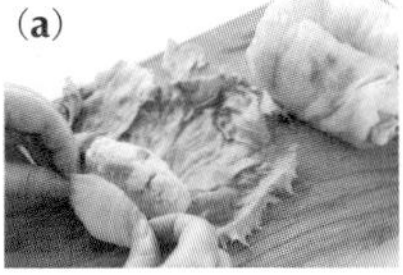

レタスの芯側から棒団子を巻いていく。

POINT 崩れやすい団子の種も粉豆腐がつなぎとなり、しっかり噛み応えのある食感になります。

塩麹漬け高野豆腐ステーキ

山椒　蘇葉　胡麻

たれのうま味と薬味が効いて食べ応え充分！

[材料] 2人分

高野豆腐……2枚
塩麹……適量
小麦粉……適量
A
- ピーナッツバター……小さじ½
- はちみつ……小さじ½
- 白練り胡麻……大さじ½
- しょう油・酢……各大さじ½
- (すべての材料をよくまぜる)

サラダ油……適量
ミョウガ……1個(小口切り)
貝割れ菜……½パック(1cm幅に切る)
大葉……3枚(みじん切り)
山椒(パウダー)……適量

[作り方]

[下準備] 高野豆腐は水で戻して水けを絞り、全体に塩麹を塗って、キッチンペーパーで包んで冷蔵庫で1晩置く。

1　1晩置いた高野豆腐の水けを再び拭いて小麦粉をまぶし、サラダ油を熱したフライパンで両面に焼き色がつくまで焼いたら、Aをまわしかけて火を止める。

2　器に盛り、ミョウガ、貝割れ菜、大葉をまぜ合わせてのせ上から山椒をふる。

POINT　トッピングは薬味の代わりに、好みできのこ炒めなどに変えてもヘルシーです。

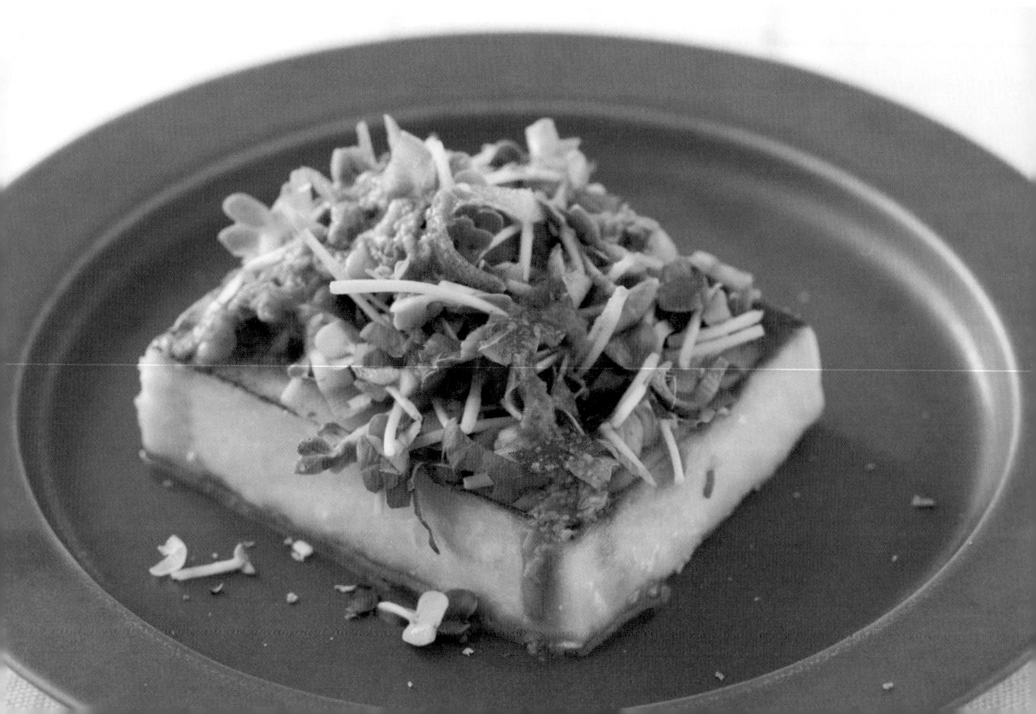

高野豆腐がメインのピカタ

胡麻

主役はお肉ではなく高野豆腐のピカタ

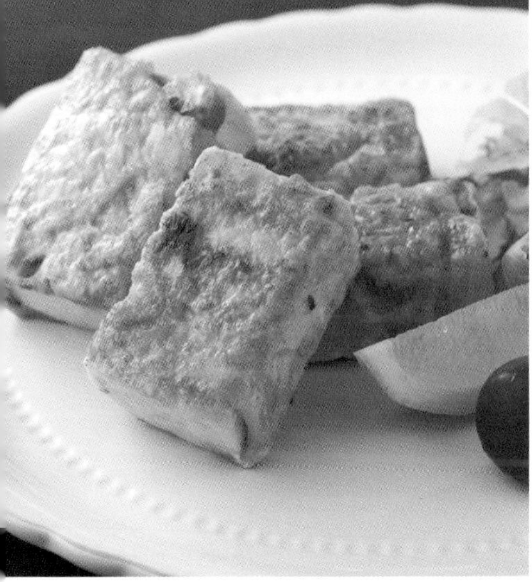

[材料] 2人分

- 高野豆腐……2枚
- 豚ロース薄切り肉……4枚
- 白練り胡麻……適量
- 小麦粉……適量
- 塩・こしょう……各適量
- サラダ油……適量

A
- 溶き卵……1個分
- パセリ……適量（みじん切り）

（よくまぜる）

[つけ合わせ野菜]

- 水菜、レモン、プチトマト……各適量

[作り方]

1. 高野豆腐は水で戻して1枚を2等分にカットして、練り胡麻を片面に薄く塗り、豚肉を巻く。
2. **1**に塩・こしょうをふり、小麦粉を薄く全体にまぶしたら、**A**にくぐらせる。
3. フライパンにサラダ油を引いて、**2**を焼き色がつくまで両面焼き、器に盛り、つけ合わせ野菜を添える。

納豆麻婆

生姜

ひき肉と豆腐の代わりに納豆と高野豆腐で。腹持ちもUP

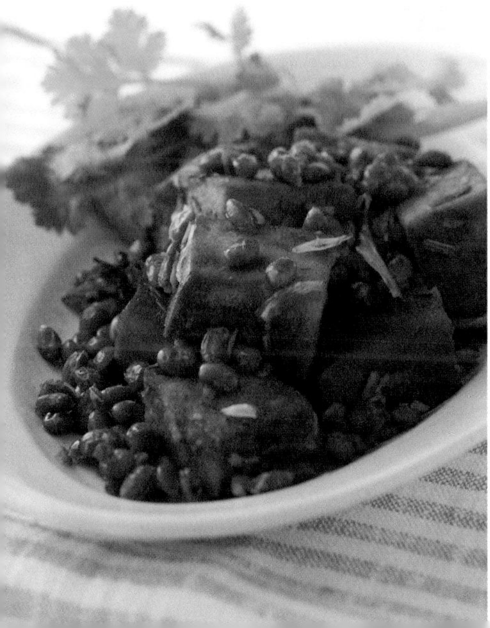

[材料] 2人分

- 高野豆腐……2枚
- 納豆……1パック（50g）
- しょう油……小さじ1
- 長ネギ……1/4本（25g）（みじん切り）
- 生姜……1片（みじん切り）
- にんにく……1片（みじん切り）
- サラダ油……適量

A
- しょう油・みりん・酒・豆板醤……各大さじ1
- 甜麺醤……大さじ1/2

（すべての材料をよくまぜる）

- パクチー……適量

[作り方]

1. 高野豆腐は水で戻して1枚を6等分にカットする。納豆としょう油小さじ1はよくまぜる。
2. フライパンにサラダ油を引いて、**1**の長ネギ、生姜、にんにくを炒め、香りが出たら高野豆腐、納豆と**A**を加えて炒める。器に盛り、パクチーを添える。

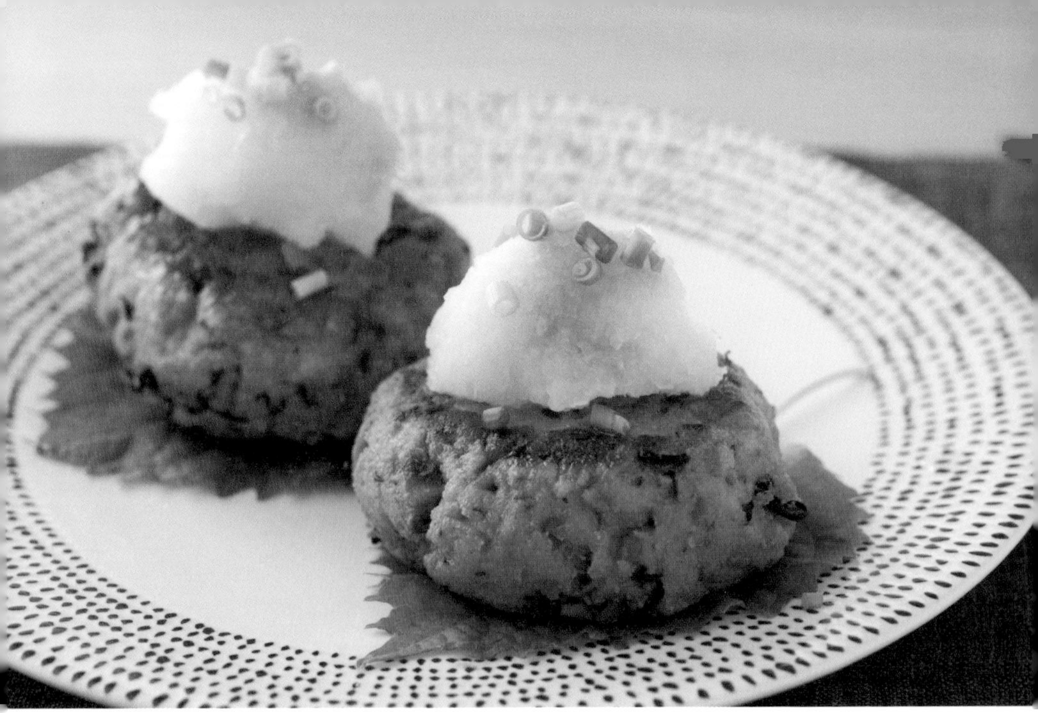

レンコン入り和風ハンバーグ

蘇葉

レンコンのシャキシャキ食感と大葉の風味を楽しんで

[材料] 2人分・4個

A	粉豆腐（高野豆腐2枚をすりおろしても可）	33g
	鶏ひき肉	50g
	卵	1個
	塩・こしょう	各少々
レンコン		1/3節（40g）（みじん切り）
芽ひじき（乾燥）		小さじ1
大葉		6枚（2枚のみ、みじん切り）
サラダ油		適量
大根おろし		2cm分
万能ネギ		適量（小口切り）
ポン酢しょう油		適量

[作り方]

1 芽ひじきは洗って水けを切り、レンコンと大葉のみじん切りを**A**と合わせて粘りが出るまでよく練り、4等分にして小判形に整える（**a**）。

2 フライパンにサラダ油を引いて、**1**のハンバーグを中心まで火が通るまで中火で焼く。

3 器に大葉をしき、その上にハンバーグをのせ、大根おろしと万能ネギを散らして、ポン酢しょう油をかける。

(a)

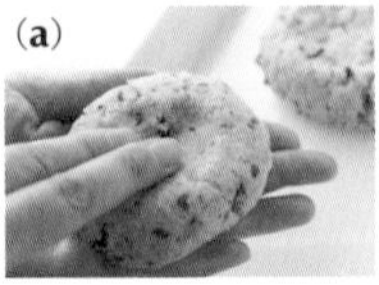

種は中心を凹ませることで火の通りをよくする。

POINT 粉豆腐がお肉とのつなぎの役目をするので鶏ひき肉は少量でOK。

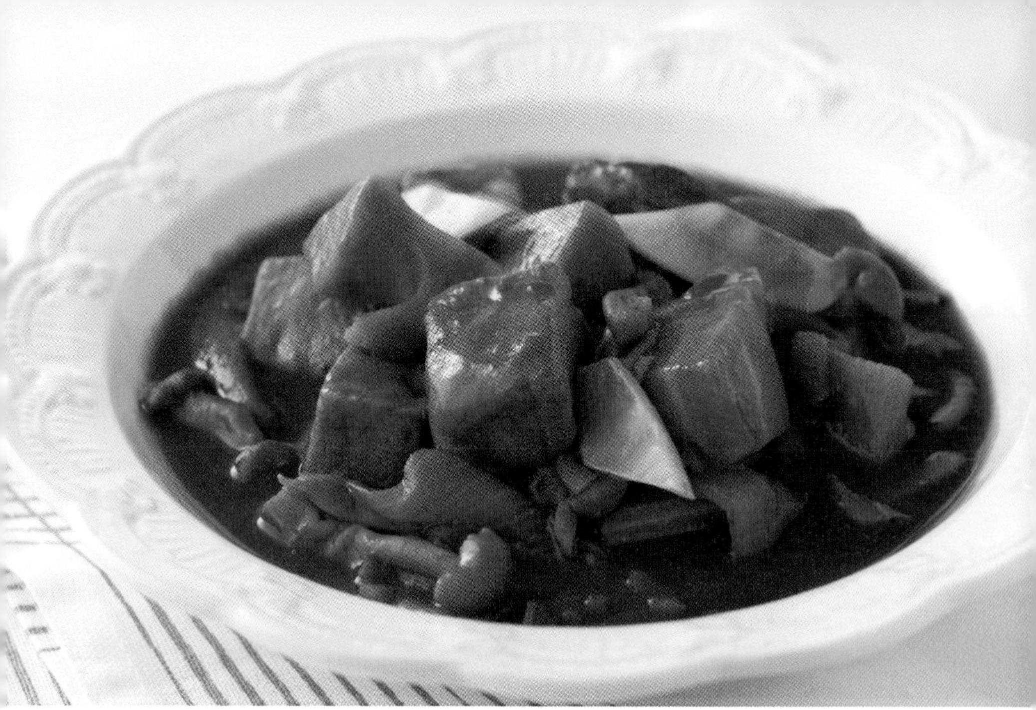

高野豆腐の和風ビーフシチュー

八丁みそが味の決め手！ 渋みとコクがアップ

[材料] 2人分

- 高野豆腐 …… 2枚（1/6サイズでも可）
- 牛肉（シチュー用）…… 100g（一口大に切る）
- 玉ねぎ …… 1/2個（50g）（4等分のくし切り）
- にんじん …… 1/2本（60g）（乱切り）
- レンコン …… 小1節強（130g）（乱切り）
- しめじ …… 50g（小房に分ける）
- A
  - 出汁 …… 300mℓ
  - 八丁みそ …… 大さじ1 1/2
  - デミグラスソース（缶）…… 100g
  - トマトの水煮缶 …… 100g
- オリーブ油 …… 適量
- 塩・こしょう …… 各適量
- 七味唐辛子 …… 適量
- 絹さや …… 適量（サッと塩茹でする）

[作り方]

1 高野豆腐は水で戻して水けを絞り、1枚を6等分にカットする。

2 鍋にオリーブ油を引いて牛肉を炒め、玉ねぎ、にんじん、レンコン、しめじ、高野豆腐の順に加えて炒める。

3 Aを加えて牛肉が柔らかくなるまで30分ほど煮込み、塩・こしょう、七味唐辛子で味を調える。

4 器に盛り、絹さやを散らす。

POINT 八丁みそでシチューの渋みとコクが増した和風仕立てのビーフシチューに。高野豆腐プラスで牛肉の量を減らしてもボリューミー。

高野豆腐のはさみ煮

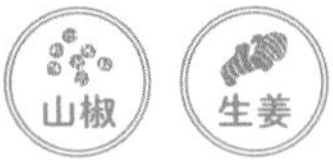

出汁が浸みて、冷めてもおいしい。お弁当にも活躍

[材料] 2人分

高野豆腐……2枚

A
- 鶏ひき肉……100g
- しいたけ……1/2枚（みじん切り）
- にんじん……1/6本（20g）（みじん切り）
- 芽ひじき（乾燥）……1g
  （水で戻して水けを切る）
- 長ネギ……2cm程度（みじん切り）
- 生姜……1/4片（みじん切り）
- 塩……少々
- 片栗粉……小さじ1

B
- 出汁……2カップ
- 薄口しょう油・みりん・酒
  ……各小さじ2

絹さや……1枚（サッと塩茹でして細切り）

山椒（パウダー）……適量

[作り方]

1 高野豆腐は水で戻して水けを絞り、長い方の辺を縦半分に切り、左右の端を1cmほど残して中央に切り込みを入れて袋状にする（**a**）。

2 **A**をすべて合わせてよく練り、4等分して**1**の袋の中に詰める。

3 **B**を鍋に入れて煮立て、**2**を立てて入れ、蓋をして弱火で5分、煮汁を上からかけながら5分煮る。

4 器に盛り、絹さやを添え、山椒をふる。

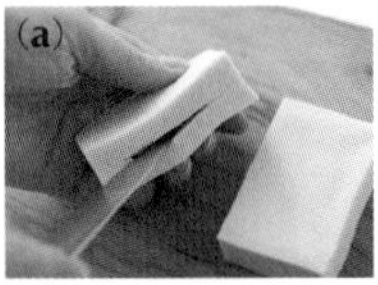

左右の端1cmずつ残して、底が抜けないように切り込みを入れる。

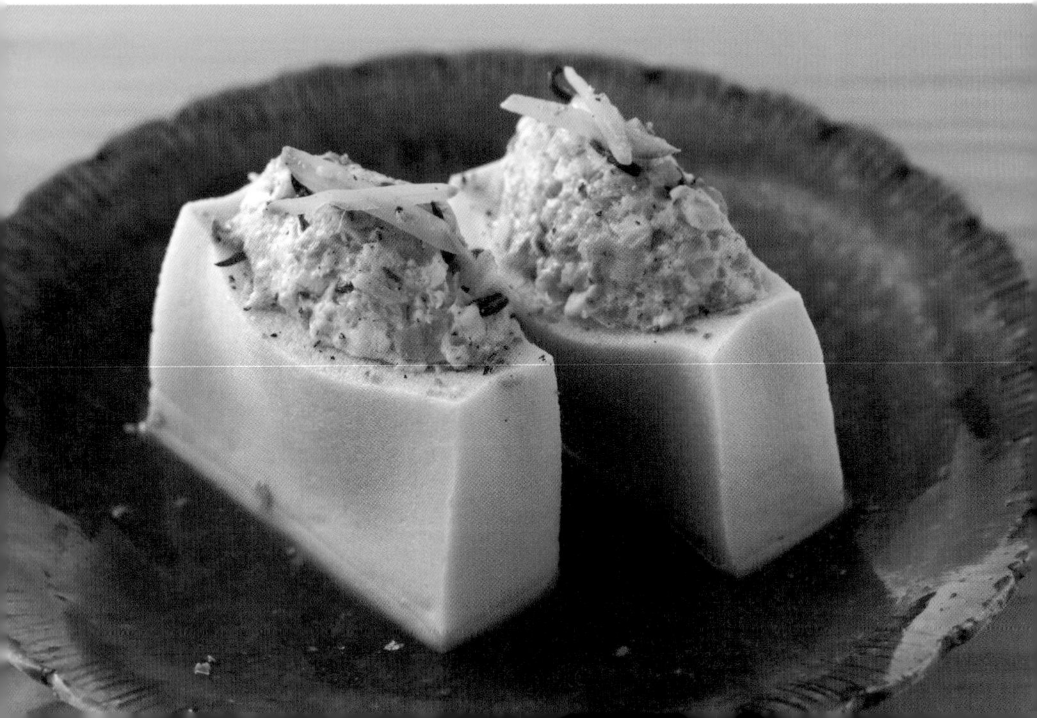

サバと高野豆腐のキムチ煮

生姜

やせホルモンを促すサバと高野豆腐の組み合わせはダイエットに最強

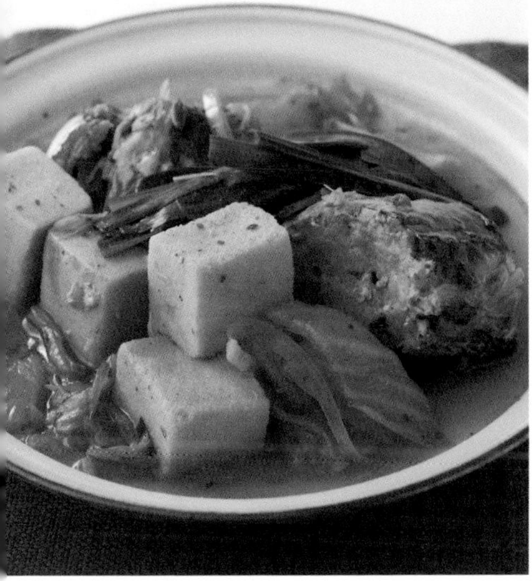

[材料] 2人分

- 高野豆腐……2枚
  (1/6サイズでも可)
- サバ缶(水煮)……1缶(190g)
- 白菜キムチ(市販品)……80g(5cm長さに切る)
- ニラ……4〜5本
  (5cm長さに切る)
- 玉ねぎ……1/4個(50g)
  (薄切り)
- 生姜……1片(みじん切り)
- 胡麻油……適量
- A
  - 出汁……200mℓ
  - 酒……大さじ1/2
  - しょう油……小さじ2

[作り方]

1 高野豆腐は水で戻して水けを絞り、1枚を6等分にカットする。

2 鍋に胡麻油、生姜を入れて熱し、香りが出たら白菜キムチと玉ねぎを加えて炒める。

3 **A**を加えて煮立たせ、高野豆腐とサバ缶を缶汁ごと加えて、サバの身を崩さないように5分煮たら、仕上げにニラを加えてサッと火を通す。

高野豆腐と鶏肉のサテ風

大棗

高野豆腐でボリュームアップ。アジアンな味付けにもマッチします

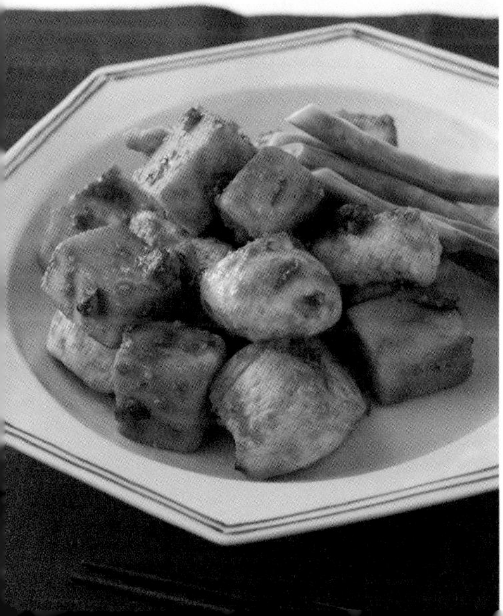

[材料] 2人分

- 高野豆腐……2枚
- 鶏胸肉……1/2枚
- ナツメ……1個
  (粗みじん切り)
- A
  - みそ……小さじ1
  - 砂糖……小さじ1/2
  - にんにくのすりおろし……1/4片
  - 酒……大さじ1
- B
  - ピーナッツバター・豆板醤・砂糖……各大さじ1/2
  - 酒……大さじ1
  - しょう油……小さじ1/4
  - (すべての材料をよくまぜる)
- サラダ油……適量

[つけ合わせ野菜]

- インゲン……4本

[作り方]

1 高野豆腐は水で戻して水けを絞り、1枚を6等分に、鶏胸肉は一口大に切り、**A**に30分漬ける。インゲンは筋を取って1分ほど茹でる。

2 フライパンにサラダ油を引き、**1**の高野豆腐と鶏胸肉、ナツメを入れて肉に火が通るまで焼き、最後に**B**を加えて全体に絡めて火を止める。器に盛り、**1**のインゲンを添える。

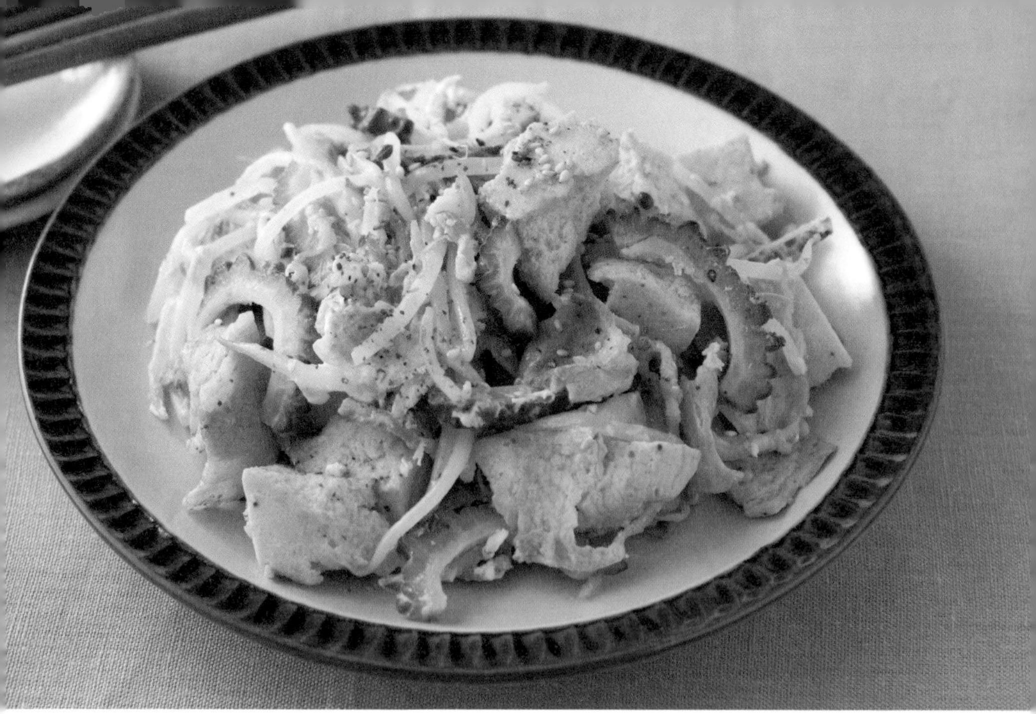

高野チャンプルー

胡麻

高野豆腐を使えば、煮崩れの心配もなし、味も浸みて食感もアップ

［材料］2人分

高野豆腐		2枚
豚ロース薄切り肉		100g
ゴーヤ		1/2本
もやし		1/2袋（ひげ根を取る）
溶き卵		1個分
A	出汁	大さじ2
	酒	大さじ1
	しょう油	小さじ1/2
サラダ油		適量
塩・こしょう		各適量
七味唐辛子		適量
白胡麻		適量

［作り方］

1. 高野豆腐は水で戻して一口大にちぎり、**A**に漬ける。ゴーヤはワタを取り除き、縦にカットした後5mm幅に切り水にさらす。豚肉は一口大に切る。
2. フライパンにサラダ油を熱し、豚肉を加えて色が変わったら、高野豆腐とゴーヤ、もやしを加えてしんなりするまで炒める。
3. 溶き卵を全体に回し入れて軽く全体を炒めたら塩・こしょう、七味唐辛子で味を整え、白胡麻をふる。

POINT 豚肉はツナ缶などで代用しても。キャベツやにんじんなど残り野菜を利用して手軽に作って。

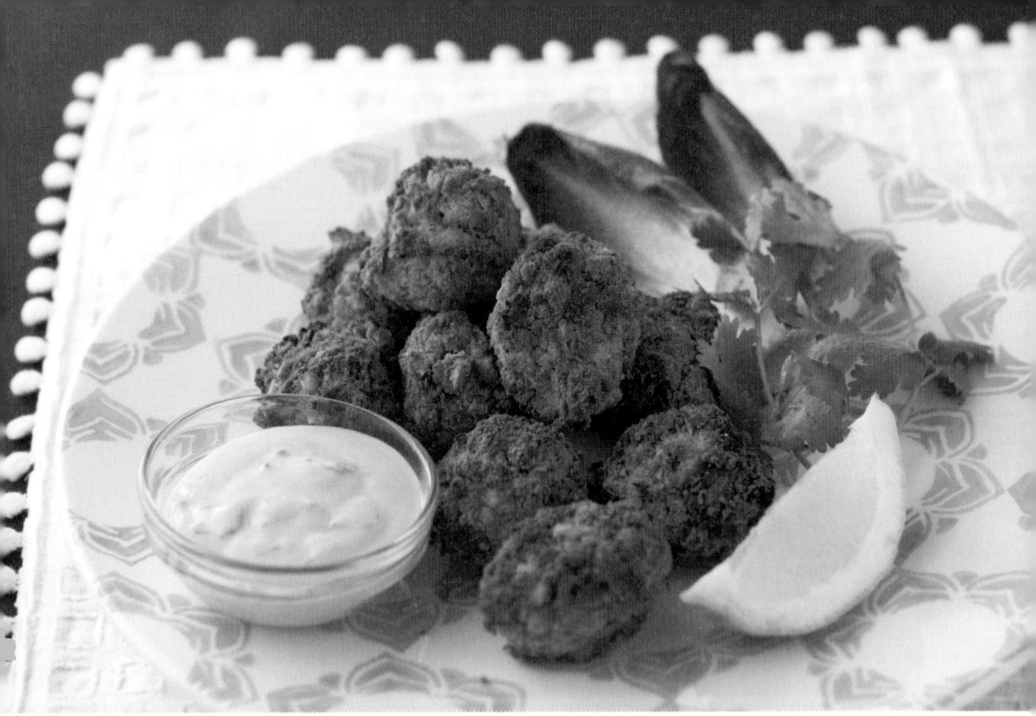

高野豆腐のファラフェル

薄荷　胡麻

ひよこ豆で作る中東のビーガンフード。揚げずに焼くことでさらにヘルシーに

[材料] 2人分

粉豆腐……33g（高野豆腐2枚をすりおろしても可）
ひよこ豆（乾燥）……60g
玉ねぎ……1/4個（50g）（みじん切り）
ミントの葉……10枚（みじん切り）
パクチー……2枚（みじん切り）
A　にんにくのすりおろし……1/4片
　　クミンパウダー……小さじ1/4
　　オリーブ油……小さじ1
　　塩・カイエンペッパー……各少々
オリーブ油……適量

[ヨーグルトソース]

プレーンヨーグルト……大さじ2
白練り胡麻・レモン果汁……各大さじ1/2
塩……小さじ1/4
ミントの葉、パクチー……各適量（みじん切り）
（すべての材料をよくまぜる）

[作り方]

[下準備] ひよこ豆は1晩水で戻す。

1 フライパンにオリーブ油を引いて玉ねぎをしんなりするまで炒める。

2 ひよこ豆はフードプロセッサーにかけ、粉豆腐、ミント、パクチー、玉ねぎ、**A**を加えてよく混ぜ、10～15等分にして手でしっかりと丸める。

3 アルミホイルに**2**をのせて、トースターで上下左右を返しながら約20分（全体に焼き色がつくまで）焼く。

4 皿に盛り、ヨーグルトソース、好みでパクチー、チコリ、カットレモンを添える。

スコッチ高野のトマト煮

桂皮

スコッチエッグの卵を、高野豆腐で代用。トマトソースが中まで浸みています

[材料] 2人分

高野豆腐 …… 1枚
（1/6サイズでも可）

A
- 合挽き肉 …… 200g
- 卵 …… 1/2個
- 粉豆腐 …… 17g
（高野豆腐1枚をすりおろしても可）
- 牛乳 …… 大さじ1
- 塩・こしょう …… 各少々
- シナモン（パウダー）、ナツメグ …… 各少々

小麦粉 …… 適量
オリーブ油 …… 大さじ1
玉ねぎ …… 1/2個（100g）
（くし切り）
ズッキーニ …… 1/2本
（5mm厚さの輪切り）
パプリカ（黄）…… 1/2個
（1cm幅に切る）
にんにく …… 1片
（みじん切り）
トマト水煮缶（ホール）…… 200g

B
- 固形スープの素 …… 1個
- 白ワイン …… 大さじ2
- 塩・こしょう …… 各少々
- 水 …… 100mℓ
- ローリエ …… 1枚

シナモン（パウダー）…… 適宜

[作り方]

1 高野豆腐は水で戻して水けを絞り、6等分にカットにする。

2 **A**を粘りが出るまでよくまぜて6等分にし、手の平で平らに広げて高野豆腐をのせ、くるむ。小麦粉を全体に薄くまぶす。

3 鍋にオリーブ油半量を熱し、**2**を焼いて取り出す。残りのオリーブ油を加えてにんにくを炒め、香りが出たら残りの野菜を加えて火を通し、焼いた**2**を戻し入れる。

4 トマト水煮缶を**3**に入れ、**B**を加えて弱火で約10〜15分煮る。器に盛り、シナモンをふり、好みでパセリ（分量外）を散らす。

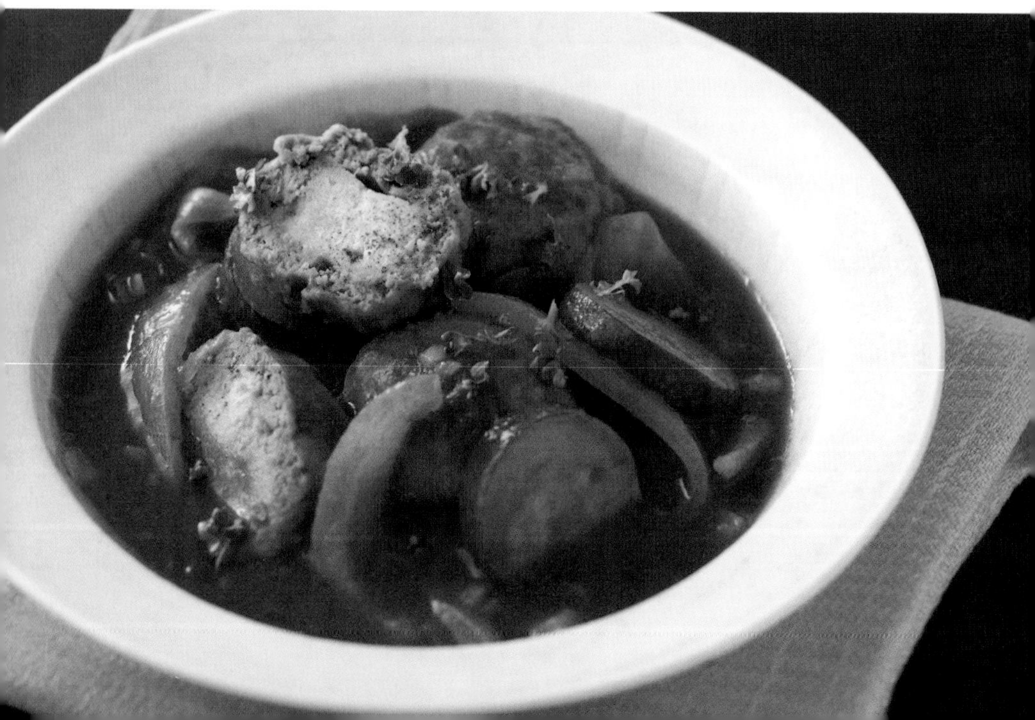

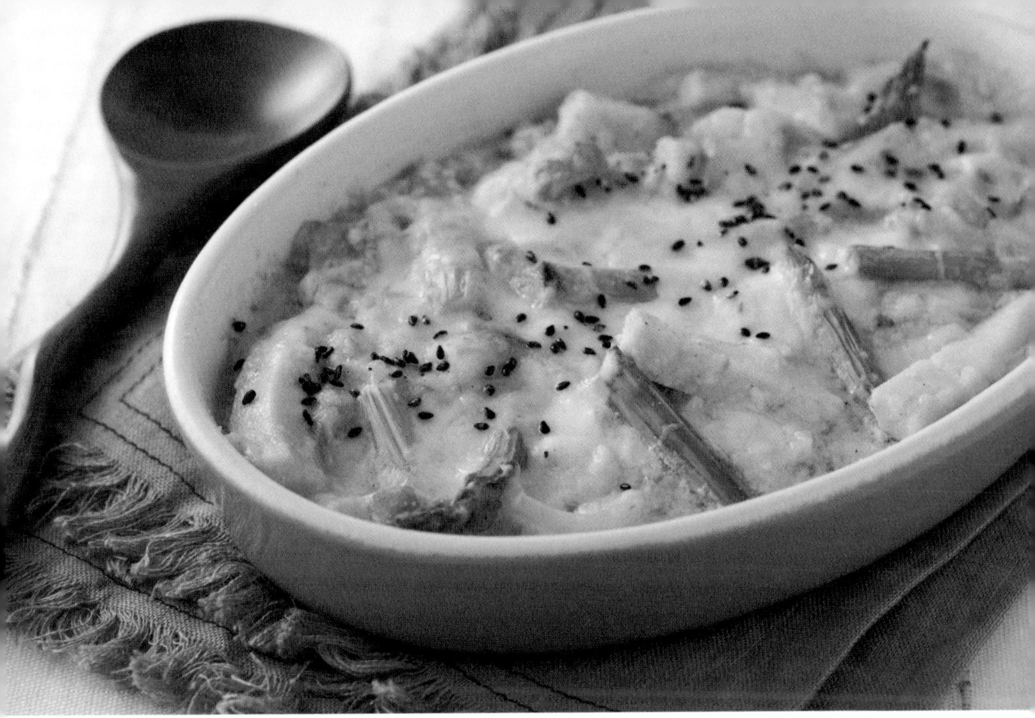

高野豆腐のグラタン風

胡麻

マカロニを高野豆腐で代用した低糖質グラタン

[材料] 2人分

高野豆腐	2枚
玉ねぎ	1/4個(50g)(薄切り)
鶏胸肉(皮なし)	80g
アスパラガス	2本
バター	10g
薄力粉	大さじ1 1/2
A 牛乳	200㎖
A 塩・こしょう	各少々
A 顆粒コンソメ	小さじ1/2
ピザ用チーズ	適量
黒胡麻	適量

[作り方]

1 高野豆腐は水で戻して半分の厚さにスライスした後、水けを絞り、7～8mm幅にカットする。アスパラガスは塩茹でし、4～5cm長さに切る。鶏胸肉は2cm角にカットする。

2 鍋にバターを熱し、玉ねぎ、鶏胸肉を炒め、玉ねぎがしんなりしたら、高野豆腐と薄力粉を加えて絡める。**A**を少しずつ混ぜながら加えて、とろみがついたら、耐熱容器に移す。

3 アスパラガス、ピザ用チーズの順にのせ、トースターでチーズに焼き色がつくまで焼いたら、黒胡麻をふる。

POINT ソースが高野豆腐に浸みてふっくら食感に。市販のホワイトソースを使用すればさらに簡単に作れます。

高野豆腐きんぴら　高野豆腐プラスでうま味アップ

胡麻

[材料] 2人分

高野豆腐……2枚
ごぼう（ささがきにして水にさらす）……½本（50g）
にんじん（5cm長さの細切り）……½本弱（50g）
胡麻油……適量
A　赤唐辛子（輪切り）……1本
　　砂糖……小さじ2
　　しょう油……大さじ1と½
白胡麻・七味唐辛子……各適量

[作り方]

1 高野豆腐は水で戻して水けを絞り、5mm幅の細切りにする。

2 フライパンに胡麻油を引いて、**1**、ごぼう、にんじんを加えて油がなじむまで炒める。

3 **A**を加えて汁けがなくなるまで炒め、白胡麻と七味唐辛子を加えてまぜ、器に盛る。

◉ 冷蔵庫で4～5日間保存可能

海苔風味のお浸し　そのまま食べても、薬味代わりにしても◎

蘇葉

[材料] 2人分

高野豆腐……2枚（カットタイプ33gでも可）
オクラ……4本
三つ葉……40g（2cm長さの細切り）
大葉……4枚（細切り）
A　海苔の佃煮（市販品）・しょう油・出汁……各大さじ1
　　酢……小さじ2

[作り方]

1 高野豆腐はレンジで戻して水けを絞り、2cm長さの細切りにする。オクラはサッと塩茹でして5mm幅の小口切りにする。

2 **1**に合わせた**A**、三つ葉、大葉を加えて和える。

胡桃みそ田楽　高野豆腐で作れば食感も美容効果も違います

胡麻

[材料] 2人分

高野豆腐……2枚
白・黒胡麻・サラダ油……各適量

[胡桃みそ]

A　みそ……30g
　　酒・みりん・砂糖……各大さじ1
胡桃（空煎りして刻む）……10g

[作り方]

1 胡桃みそを作る。鍋に**A**を入れ、よくまぜてから火にかける。みその固さくらいになるまで焦がさないようによく練る。

2 高野豆腐は水で戻して水けを絞り、1枚を4等分にカットし、フライパンにサラダ油を熱して両面焼いたら、**1**をのせて胡麻をふる。

◉ 胡桃みそのみ、冷蔵庫で1週間保存可能

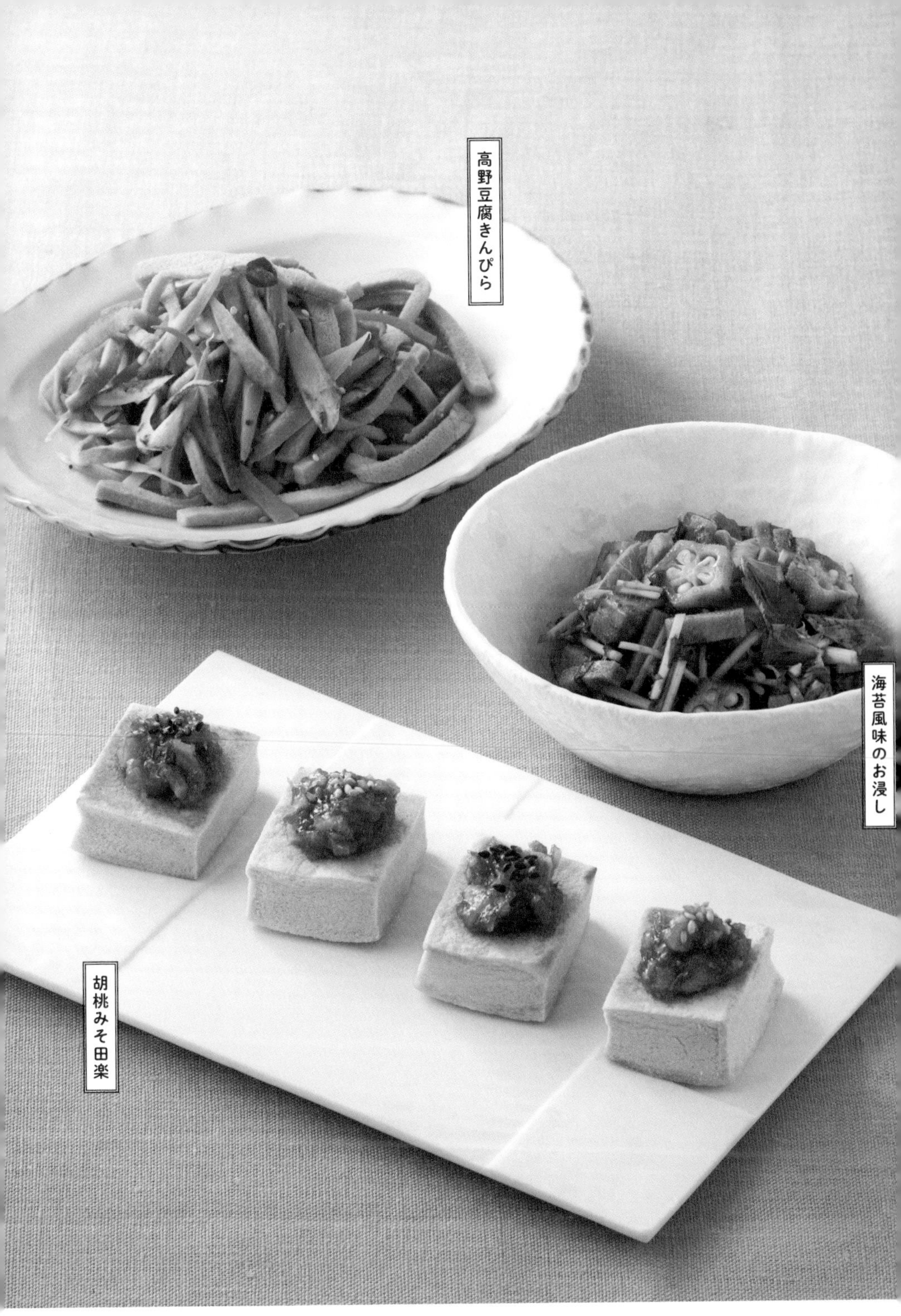
高野豆腐きんぴら
海苔風味のお浸し
胡桃みそ田楽

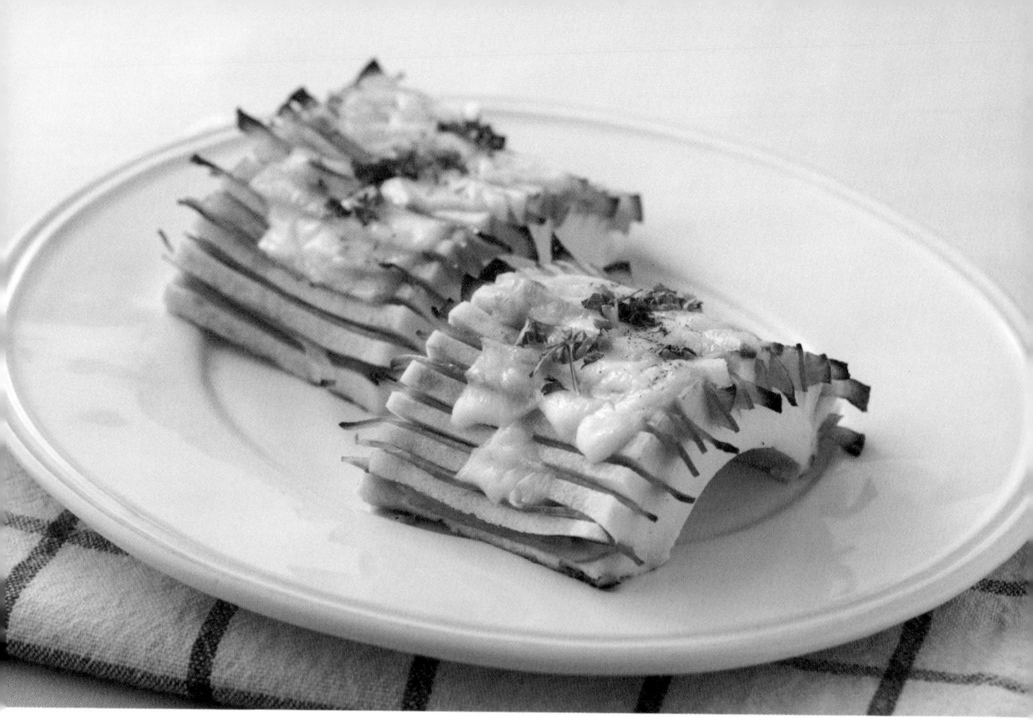

ハッセルバック高野豆腐

桂皮

じゃがいもの代わりに高野豆腐で。糖質オフで小腹対策にもおすすめの一品

［材料］2人分

高野豆腐 …… 2枚
ロースハム（スライス）…… 4枚
（1cm幅に切る）
スライスチーズ（とろけるタイプ）…… 2枚
（細かくちぎる）
バター …… 大さじ1
シナモン（パウダー）…… 適量
パセリ …… 適量（みじん切り）

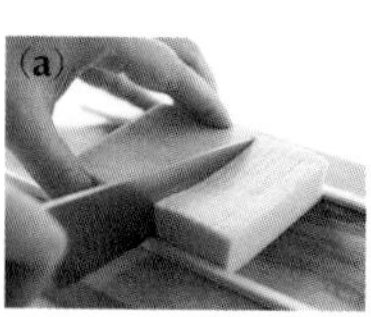

切り落としを防ぐために、割り箸を高野豆腐の切り口の上下に置き、4～5mm幅に均等にカットする。

［作り方］

1 高野豆腐は水で戻し、下を切り落とさないように細く切れ目を入れ（**a**）、水けを絞る。バターは湯せんで溶かす。

2 高野豆腐の切れ目にハムを挟み、上から**1**のバターをサッと全体にかけてチーズをふり、アルミホイルにのせてトースターでチーズにこんがりと焦げ目がつくまで焼く。

3 シナモン、パセリのみじん切りをふる。

POINT でき立てはシナモンがふんわり香り、もちもち食感。切れ目に沿って手でちぎっていただきます。おやつやおつまみにも。

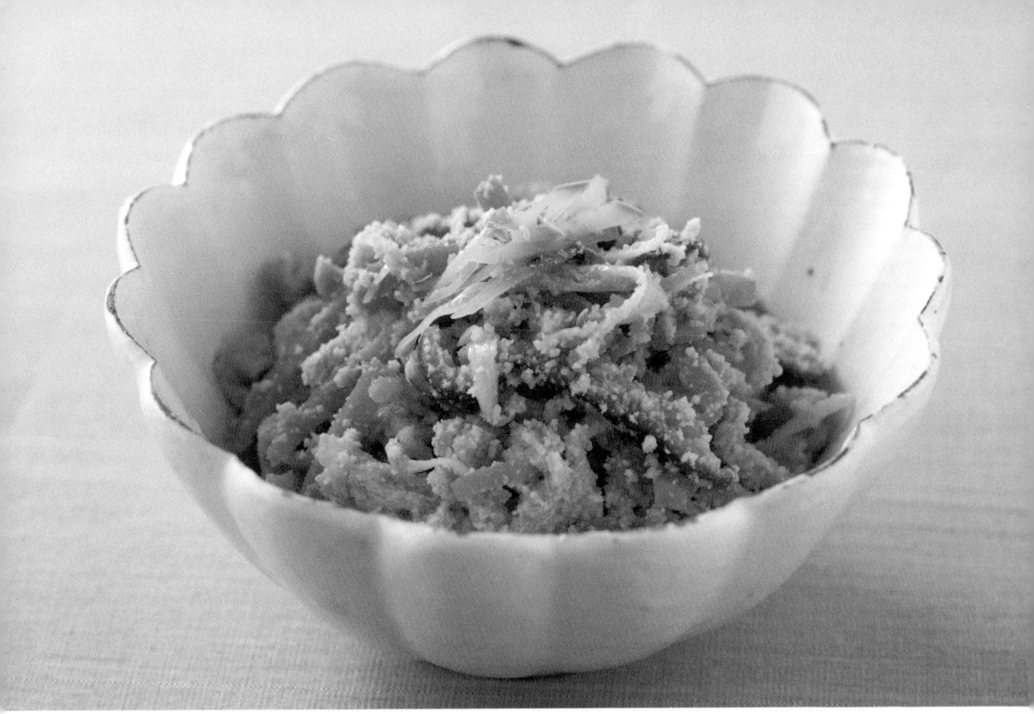

粉豆腐で作る卯の花

山椒

おからでつくる卯の花より、コクがぐんとアップします

［材料］2人分

粉豆腐……33g（高野豆腐2枚をすりおろしても可）
にんじん……1/3本（40g）（4cm長さの千切り）
油揚げ……1枚
長ネギ……1/4本（25g）（4cm長さの千切り）
干ししいたけ……3枚（水で戻して千切り）
A｜しいたけの戻し汁＋水……合わせて250㎖
　｜はちみつ……大さじ2
　｜しょう油……大さじ1 1/2
山椒（パウダー）……適量
絹さや……2枚
胡麻油……小さじ1

［作り方］

1 油揚げは油抜きして千切りに、絹さやはサッと塩茹でして細切りにする。

2 フライパンに胡麻油を引いて、にんじん、干ししいたけ、油揚げをサッと炒める。

3 粉豆腐と**A**を加えてまぜながら煮立て、全体がなじんだら長ネギを加え、水分が飛ぶまで煎る。

4 器に盛り、絹さやをのせ、山椒をふる。

POINT 干ししいたけの戻し汁を使用すれば出汁も不要で簡単に作れます。

粉豆腐で作る ほうれん草の白和え

陳皮
胡麻

粉豆腐なら豆腐の水切りも必要なし。味が浸みた一品

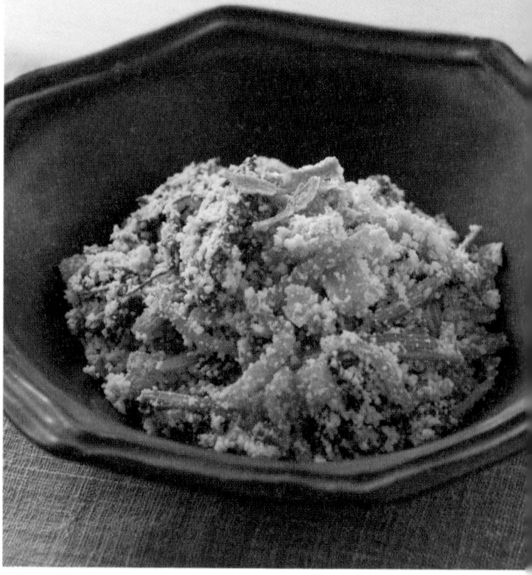

［材料］2人分

- 粉豆腐……33g（高野豆腐2枚すりおろしても可）
- ほうれん草……1/2束（150g）
- 糸こんにゃく……50g
- にんじん……1/4本（30g）（3cm長さの短冊切り）
- 白煎り胡麻……小さじ1

A
- 出汁……50㎖
- しょう油・みりん……各小さじ1

B
- しょう油……小さじ2
- みりん……小さじ1 1/2
- 出汁……大さじ3

- 陳皮……小さじ2

［作り方］

1 ほうれん草はサッと茹でて水に取り、水けをよく絞って3cm長さにカット、糸こんにゃくは湯通しして食べやすい長さに切る。

2 鍋に**A**と糸こんにゃく、にんじんを入れてにんじんに火が通るまで煮たら、ほうれん草と陳皮を加えて味をなじませる。

3 粉豆腐を加えて軽く炒め、煎り胡麻、**B**を加えてまぜ、味を調える。

高野豆腐と モッツァレラの ぬた和え

蘇葉

ぬたをまとった高野豆腐とチーズ、トマトの絶妙なハーモニー

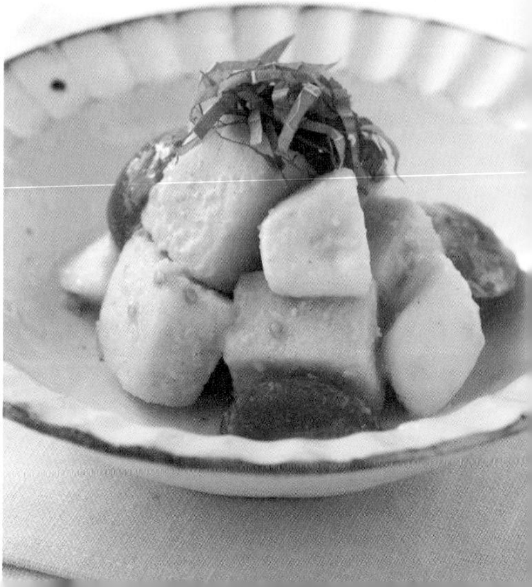

［材料］2人分

- 高野豆腐……2枚（カットタイプのもの33gでも可）
- モッツァレラチーズ……1/2個（約50g）（一口大に切る）
- プチトマト……4個

A
- 西京みそ……大さじ2
- 酢……大さじ1
- 砂糖……小さじ1
- 練り辛子……小さじ1/4

（すべての材料をよくまぜる）

- 大葉……2枚（千切り）

［作り方］

1 高野豆腐はレンジで戻して水けを絞り、2cm角に切る。

2 ボウルに**A**、**1**、モッツァレラチーズ、プチトマトを加えてまぜ、器に盛り、大葉をのせる。

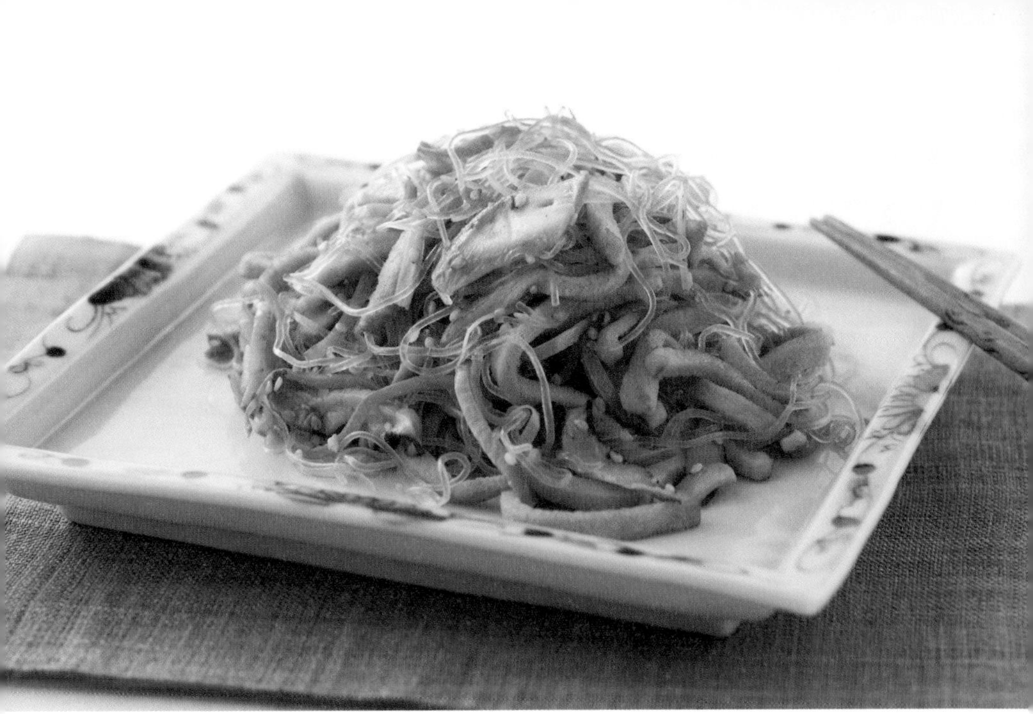

高野豆腐のチャプチェ

胡麻

お肉なしでも高野豆腐でかさ増しして、満足感アップ

［材料］2人分

高野豆腐	2枚
緑豆はるさめ	20g
にんじん	1/4本（30g）（千切り）
セロリ	1/4本（25g）（千切り）
しいたけ	2枚（薄切り）
絹さや	30g（筋を取って千切り）
胡麻油	大さじ1
A　しょう油	大さじ1 1/2
砂糖	大さじ1 1/2弱
白すり胡麻	大さじ1
塩・こしょう	各適量

［作り方］

1 高野豆腐は水で戻して水けを絞り、5mm幅の細切りにする。はるさめはたっぷりの熱湯で戻して水けを切り、食べやすい大きさに切る。

2 フライパンに半量の胡麻油を引いて、にんじん、高野豆腐、セロリ、しいたけ、絹さやの順に加えて炒め、塩・こしょうをふって取り出す。

3 **2**のフライパンをキッチンペーパーでサッとふき、残りの胡麻油を引いてはるさめを炒める。

4 ボウルに**2**と**3**を合わせて**A**で和え、最後に塩・こしょうで味を調える。

POINT 高野豆腐がしっかりと味を含むので、お肉なしでも食感とうま味で腹もちのいい満足感のある一品になります。

高野豆腐と生ハムのディップ

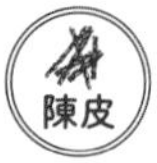

牛乳を吸った粉豆腐はとてもクリーミー。陳皮で消化促進

[材料] 作りやすい分量

粉豆腐	17g（高野豆腐1枚をすりおろしても可）
生ハム	50g
牛乳	80㎖
白こしょう	少々
陳皮	小さじ1（粗みじん切り）

[作り方]

1 鍋に牛乳と粉豆腐を入れて、沸騰直前まで温める。

2 生ハムと粗熱のとれた**1**、こしょうをフードプロセッサーにかけてペースト状にする。

3 器に盛り、陳皮を散らす。

◉ 冷蔵庫で3～4日間保存可能

POINT 野菜やパンにも用途の多いディップも、粉豆腐で作れます。しかも油脂いらずなのがうれしい。

高野豆腐とパクチーのみそチーズディップ

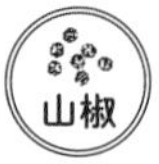

和洋どちらにも使いやすいディップ。サラダにかけたり、お肉に添えても

[材料] 作りやすい分量

粉豆腐	17g（高野豆腐1枚をすりおろしても可）
牛乳	50㎖
クリームチーズ	80g
西京みそ	大さじ½
パクチー	10g（ざく切り）
ミョウガ	1本（ざく切り）
レモン果汁	小さじ1
しょう油	小さじ1
塩・黒こしょう・山椒（パウダー）	各少々

[作り方]

1 鍋に牛乳と粉豆腐を入れて、沸騰直前まで温める。

2 パクチーとミョウガは洗ってざく切りにし、**1**と残りの材料と一緒にフードプロセッサーにかけてペースト状にする。

◉ 冷蔵庫で2～3日間保存可能

POINT パンチの強いパクチーも高野豆腐でマイルドになります。

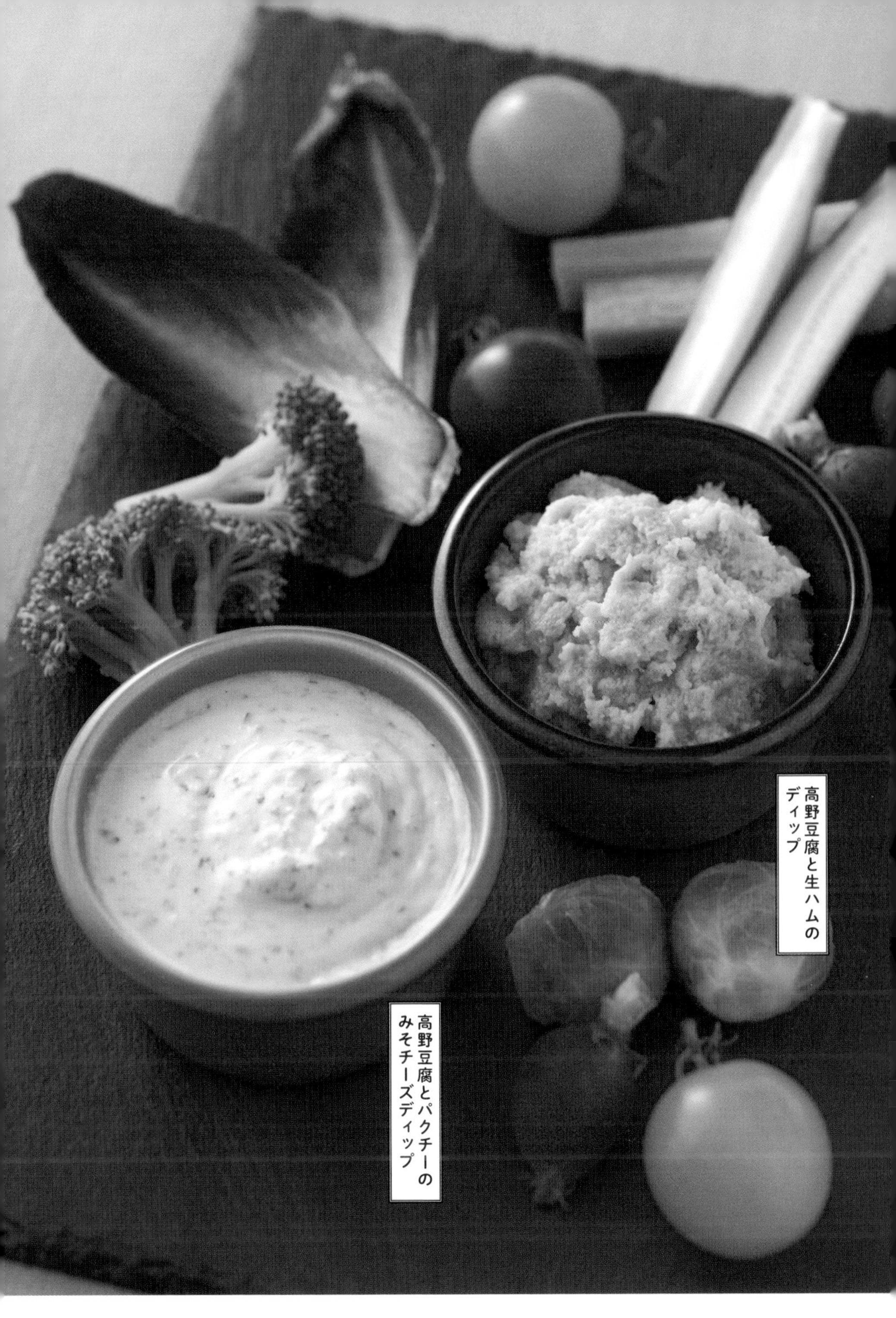

高野豆腐と生ハムのディップ

高野豆腐とパクチーのみそチーズディップ

高野豆腐とカリフラワーのサブジ

薄荷

インドのスパイシー料理を高野豆腐でアレンジした美腸レシピ

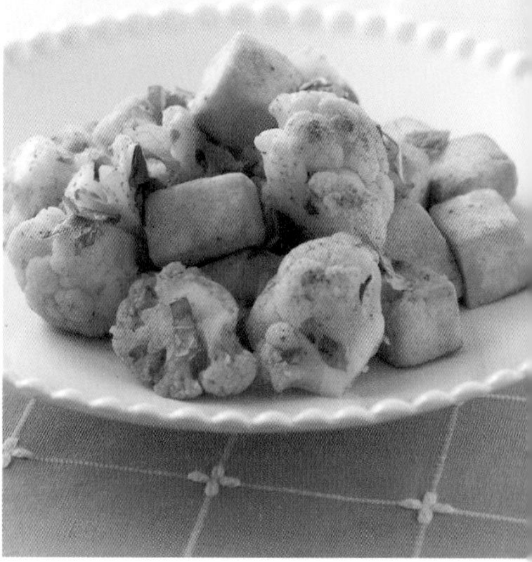

［材料］2人分

- 高野豆腐……2枚（カットタイプのもの33gでも可）
- カリフラワー……300g（小房に分ける）
- にんにく……1片（みじん切り）
- クミンシード……小さじ1/2
- 塩……小さじ1/2〜
- カイエンペッパー（パウダー）……小さじ1/2
- ミントの葉……6g（粗みじん切り）
- バター……大さじ1

［作り方］

1 高野豆腐は水で戻して水けを絞り、2cm角にカットする。カリフラワーはサッと茹でる。

2 フライパンにバターを溶かし、クミンシードとにんにくを加えて香りが出たら、高野豆腐とカリフラワーを加えてサッと炒める。

3 カイエンペッパーと塩を加えて全体的に軽い焼き色がついたら、ミントの葉を加えて全体に絡めて火を止める。

◉ 冷蔵庫で4〜5日間保存可能

高野豆腐のニラキムチがけ

生姜　大棗

スタミナ食材たっぷり。美腸、健胃レシピ

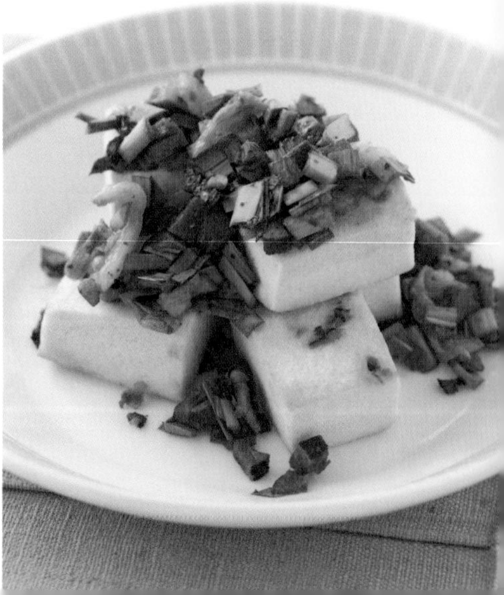

［材料］2人分

- 高野豆腐……2枚（カットタイプのもの33gでも可）
- ニラ……1/2把（1cm長さのざく切り）
- 白菜キムチ（市販品）……50g（1cm長さのざく切り）
- ナツメ……1個（みじん切り）
- にんにく・生姜……各1/2片（みじん切り）
- サラダ油……大さじ1

［作り方］

1 高野豆腐は水で戻して水けを絞り、1枚を6等分にカットする。

2 ニラと白菜キムチ、ナツメをよく混ぜ、30分ほど置く。

3 フライパンにサラダ油を熱してにんにくと生姜を炒め、香りが出たら、高野豆腐を加えて炒める。器に盛り、**2**をかける。

◉ 冷蔵庫で3〜4日間保存可能

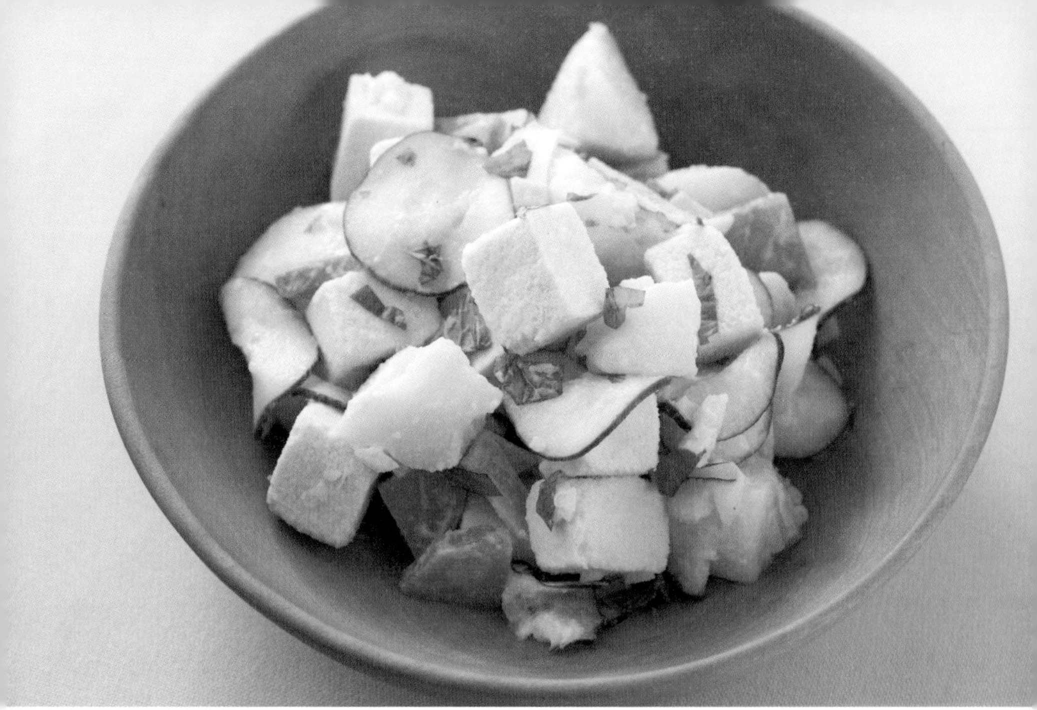

高野豆腐のポテサラ

薄荷

じゃがいもは少なめで糖質オフ。食感も満足

[材料] 2人分

高野豆腐……2枚(小さいカットタイプ33gでも可)
じゃがいも……大1個(150g)
玉ねぎ……約1/6個(35g)
にんじん……1/3本(40g)
きゅうり……1/2本(薄切り)
ロースハム(スライス)……1枚
(半分に切って5mm幅の細切り)
ミントの葉……10枚(みじん切り)

A
マヨネーズ……大さじ3
白ワインヴィネガー(または酢)……大さじ1
はちみつ……小さじ1
塩・こしょう……各少々
(すべての材料をよくまぜる)

[作り方]

1 高野豆腐はレンジで戻して水けを絞り、2cm角にカット、じゃがいもは茹でて皮をむき一口大にカット、にんじんは皮をむきサッと茹でた後、薄めのいちょう切り、玉ねぎはみじん切りにして10分ほど空気にさらす。

2 ボウルに**A**、**1**、きゅうり、ロースハム、ミントの葉を入れてよくまぜる。

POINT 高野豆腐が食材の水分を吸ってジューシーになります。ミントの爽やかさもアクセントに。ミントは色が変わりやすいので、和える直前にカットして。

高野シーザードレッシング

粉豆腐の食感も楽しめる本格派ドレッシング

[材料] 出来あがり約170g

粉豆腐 …… 17g（高野豆腐1枚をすりおろしても可）
牛乳 …… 90mℓ
パルメザンチーズ（パウダー）…… 20g
にんにく …… 1片
白ワインヴィネガー …… 大さじ2
オリーブ油 …… 大さじ3
塩 …… 1g
黒こしょう …… 適量

[作り方]

1 鍋に粉豆腐と牛乳を入れて沸騰直前まで温める。

2 **1**と残りの材料をすべてフードプロセッサーにかけて攪拌する。

◉ 冷蔵庫で4〜5日間保存可能

シーザー胡麻ドレッシング

胡麻

高野シーザードレッシングに胡麻をプラスするだけ

[材料] 出来あがり約110g

高野シーザードレッシング（作り方左記）…… 100g
白練り胡麻 …… 10g

[作り方]

すべての材料をよくまぜる。

◉ 冷蔵庫で4〜5日間保存可能

POINT マヨネーズなしで粉豆腐と牛乳で仕上げます。使うときはよくまぜてください。白ワインヴィネガーの代わりに好みのお酢に変えても。

arrange recipe

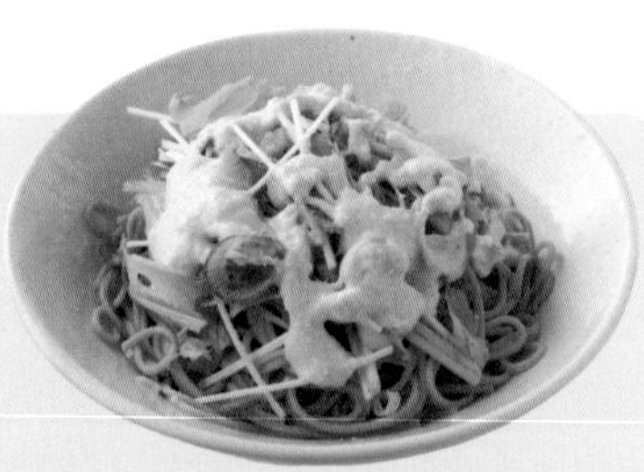

水菜と薬味のサラダそば、シーザー胡麻ドレッシングがけ

胡麻

[材料] 1人分

シーザー胡麻ドレッシング …… 80〜110g
蕎麦（乾麺）…… 1人前（80g）
水菜 …… 1/8束（3cm長さに切る）
大葉 …… 2枚（千切り）
ミョウガ …… 1本（小口切り）

[作り方]

蕎麦を袋の表示通りの時間茹で、水菜、大葉、ミョウガをのせてシーザー胡麻ドレッシングをかける。

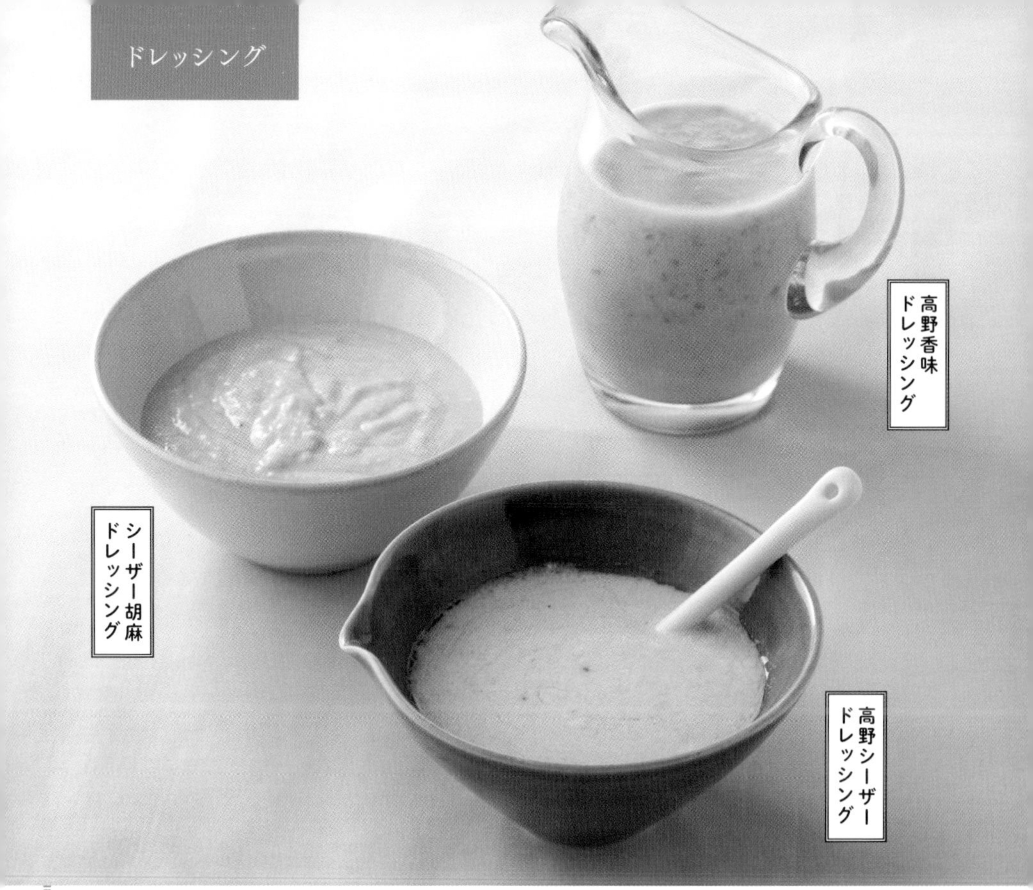

高野香味ドレッシング

生姜

栄養価たっぷり。パスタやパンなどとの相性も抜群！

[材料] 出来あがり約220g

- 粉豆腐……17g（高野豆腐1枚をすりおろしても可）
- 牛乳……80mℓ
- 玉ねぎ……1/4個（50g）
- にんじん……1/4本（30g）
- にんにく……1/2片
- 生姜……1/4片
- しょう油・白ワインヴィネガー……各大さじ1
- はちみつ……大さじ1/2
- オリーブ油……大さじ2
- 塩……適量

[作り方]

1 鍋に粉豆腐と牛乳を入れて沸騰直前まで温める。

2 玉ねぎ、にんじん、にんにく、生姜は皮をむき、ざく切りにして、1と残りの材料と一緒にフードプロセッサーで攪拌する。

◉ 冷蔵庫で4～5日間保存可能

arrange recipe

高野香味ドレッシングの冷製パスタ

生姜　薄荷

[材料] 1人分

- 高野香味ドレッシング……110g
- カッペリーニ……1人分（80g）
- ミントの葉……適量

[作り方]

カッペリーニを袋の表示通りの時間茹で、高野香味ドレッシングで和え、ミントの葉を飾る。

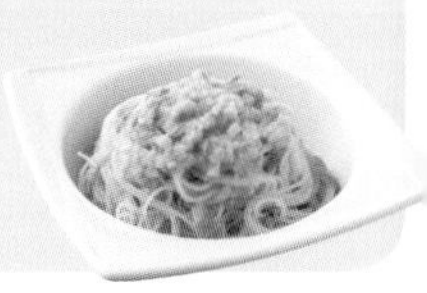

カニかまとほうれん草の中華風スープ

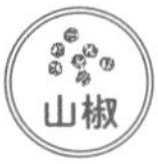

素材のうま味を活かしてさっぱりと仕上げました

［材料］2人分

高野豆腐……2枚（カットタイプのもの33gでも可）
カニかま……30g
ほうれん草……1/4束（75g）
はるさめ……10g
A｜水……500㎖
　｜酒……大さじ2
　｜薄口しょう油……小さじ1/2
　｜塩・こしょう……各少々
B｜片栗粉……小さじ2
　｜水……小さじ4
胡麻油・山椒（パウダー）・生姜のすりおろし……各適量

［作り方］

1 高野豆腐は水で戻して2cm長さの細切りに、ほうれん草はサッと茹でて3cm長さに切る。はるさめは熱湯で戻して食べやすい大きさに切る。

2 鍋に**A**と高野豆腐を入れて煮立たせ、よくまぜた**B**を回し入れてとろみをつける。

3 **1**のほうれん草、はるさめとカニかまを加えて温め、器に盛り、胡麻油を回しかけ、生姜をのせ、山椒をふる。

POINT　仕上げに溶き卵を加えて、カニたま風にしてもおすすめ。

和風サムゲタン

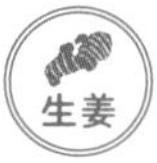

鶏手羽と出汁のうま味が染みわたる滋味深いスープ

［材料］2人分

高野豆腐……2枚
（1/6サイズ33gでも可）
鶏手羽中……6本
長ネギ……1/2本（50g）
（4cm長さに切る）
A｜生姜……1片（薄切り）
　｜にんにく……1片
　｜（包丁の腹でつぶす）
　｜もち米……40g
　｜出汁……1000㎖
　｜酒……大さじ2
　｜塩……少々
　｜ナツメ……2個
胡麻油……適量
塩・こしょう……各適量
万能ネギ……適量
（小口切り）

［作り方］

1 高野豆腐は水で戻して水けを絞り、1枚を6等分にカットする。

2 鍋に鶏手羽中と**A**を入れて煮立たせ、途中アクを取る。高野豆腐と長ネギを加え、蓋をして弱火で約30分煮込む。

3 胡麻油と塩・こしょうで味を調えて器に盛り、万能ネギを散らす。

POINT　和風出汁を使うのがポイント。もち米は白米に変えても。

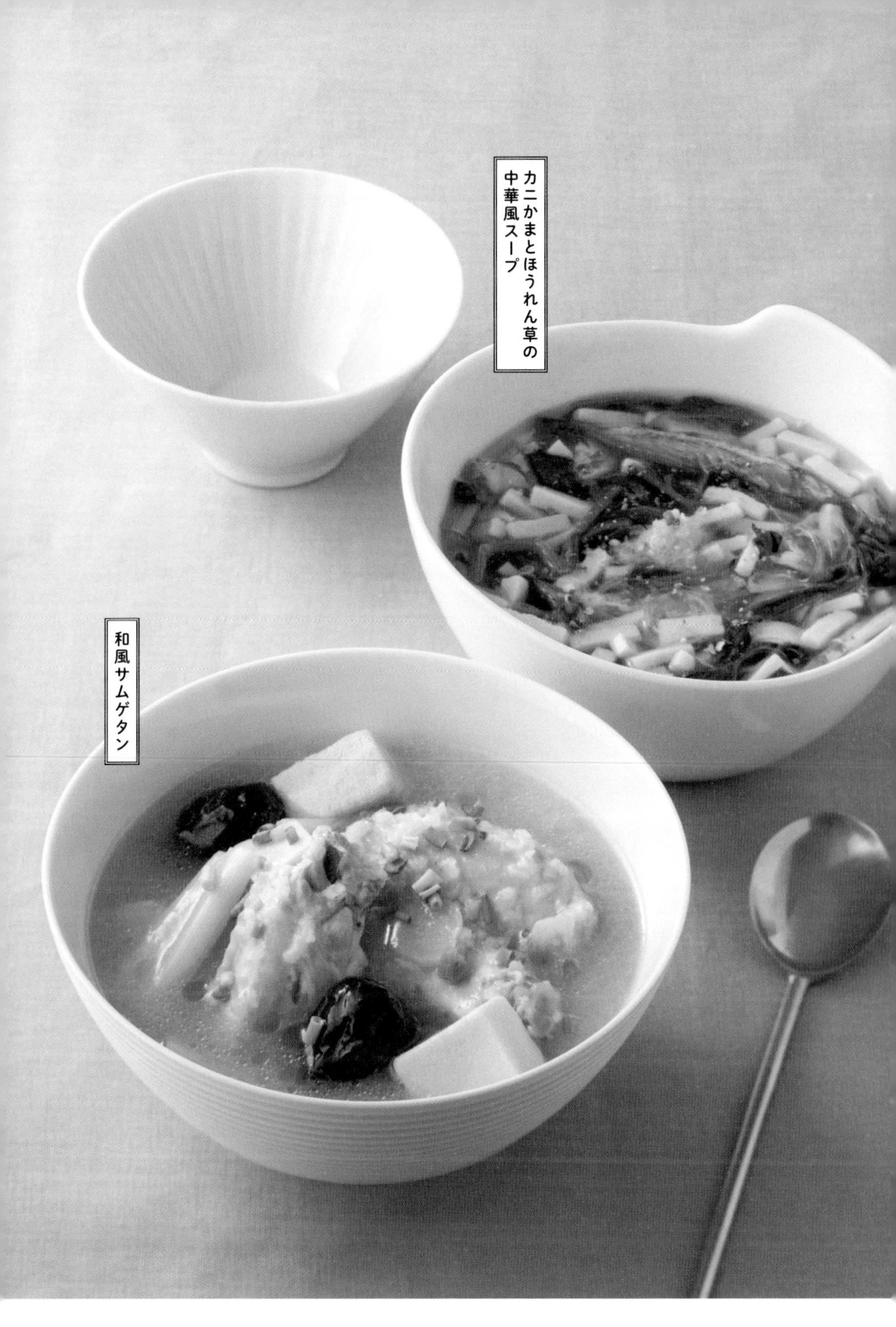

カニかまとほうれん草の中華風スープ

和風サムゲタン

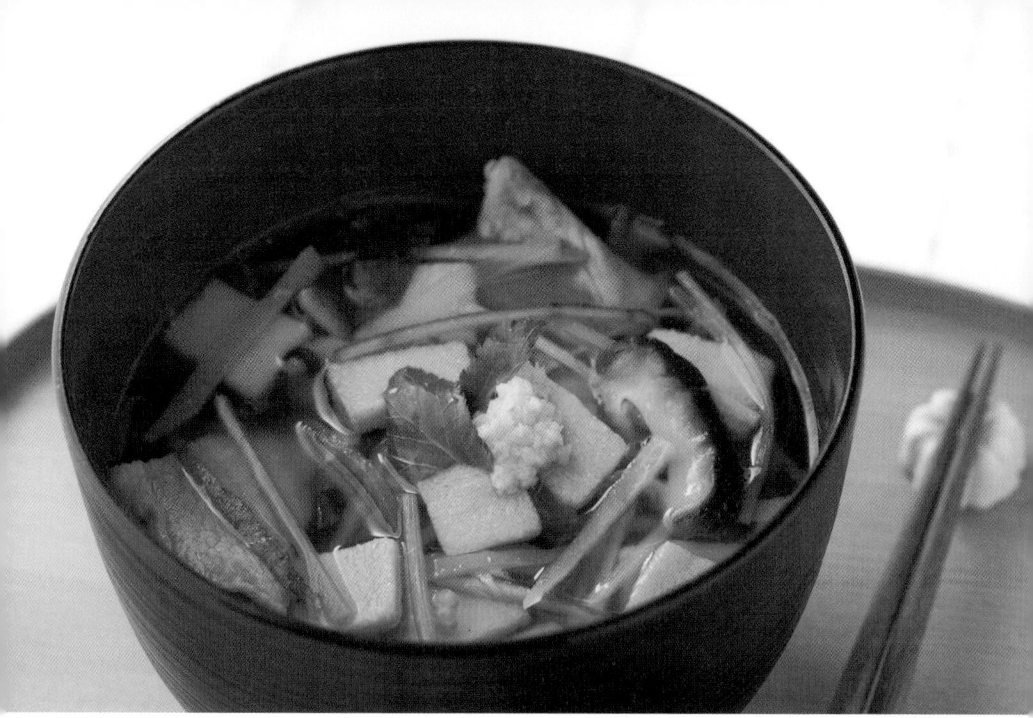

高野豆腐入り沢煮椀《さわにわん》風

生姜

食物繊維たっぷりのおかずスープ

[材料] 2人分

高野豆腐 …… 2枚（小さいカットタイプのもの33gでも可）
豚ロース薄切り肉 …… 50g（一口大に切る）
にんじん …… 1/6本（20g）
大根 …… 1cm（20g）
ごぼう …… 1/4本（25g）
（根菜類はすべて4〜5cm長さの細切り）
しいたけ …… 2枚（薄切り）
三つ葉 …… 3本（3cm長さに切る）
A | 出汁 …… 500㎖
　| 薄口しょう油・酒 …… 各大さじ1
塩 …… 少々
生姜のすりおろし・三つ葉（トッピング用）
…… 各適量

[作り方]

1 高野豆腐は水で戻して半分の厚さにスライスした後、水けを絞り、1.5cm正方の薄切りにする。豚肉は、熱湯にサッとくぐらせて水けを切る。

2 鍋に**A**を入れて火にかけ、高野豆腐と根菜類、しいたけを加えて煮立てる。火が通ったら豚肉、三つ葉を加えてひと煮立ちさせ、塩で味を調える。

3 器に盛り、生姜と三つ葉をのせる。

POINT 具材は季節野菜やネギ、タケノコ、好みのきのこ類を千切りにすれば、バリエーションを楽しめます。

レンコンと高野豆腐のすり流し

胡麻

簡単！ むくみ対策におすすめのお汁

［材料］２人分

粉豆腐……33g
（高野豆腐２枚をすりおろしても可）
レンコン……小１節（120g）（すりおろす）
長ネギ……1/4本（25g）（小口切り）
えのきだけ……50g（1cm長さに切る）
A 出汁……500mℓ
　薄口しょう油……大さじ3
　みりん……大さじ1/2
　酒……大さじ1
サラダ油……少量
黒胡麻……適量

［作り方］

1 鍋にサラダ油を引き、えのきだけと長ネギをサッと炒め、粉豆腐を加えて全体になじませるように軽く炒める。

2 **A**を加えてひと煮立ちしたら、レンコンを加えて弱火で2~3分煮る。器に盛り、黒胡麻をふる。

POINT 粉豆腐は煮込んでも溶けずに粒食感が残るのも魅力。レンコンをすりおろすことで煮込む時間も少なくすみ、時短に。

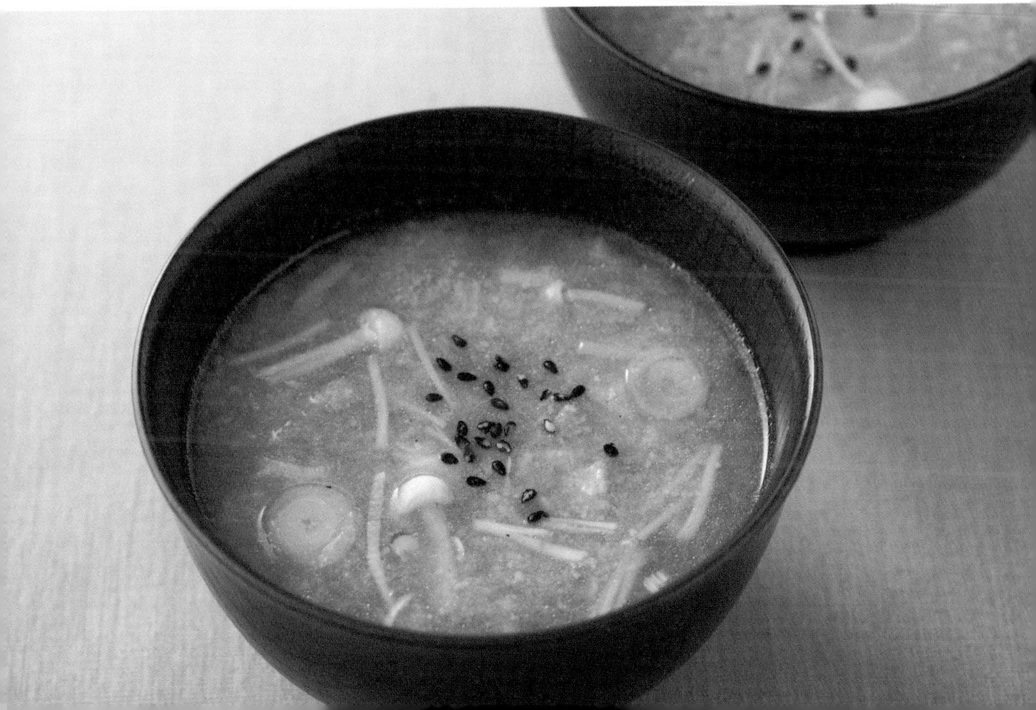

高野豆腐入りクラムチャウダー

陳皮

ビタミン、ミネラルたっぷりでダイエットの味方

［材料］2人分

高野豆腐 （小さいカットタイプのもの33gでも可）		2枚
にんにく		1片（みじん切り）
セロリ		1/5本（20g）（薄切り）
玉ねぎ		1/2個（100g）（1cm角に切る）
にんじん		1/2本弱（50g）（1cm角に切る）
あさり（殻付き）		200g
白ワイン		大さじ2
オリーブ油		小さじ1
A	水	300㎖
	固形チキンブイヨン	1個
	塩・こしょう	各少々
牛乳		150㎖
陳皮		適量
パセリ		適量（みじん切り）
塩・こしょう		各適量

［作り方］

1 高野豆腐は水で戻して水けを絞り、2cm角にカットする。

2 あさりは砂抜きして洗ってざるにあげてから、鍋に入れて白ワインを加えて蓋をしたまま強火で加熱する。貝の口がすべて開いたら、汁ごと器に取り出す。

3 **2**の鍋にオリーブ油とにんにくを入れ、香りが出るまで加熱し、セロリ、玉ねぎ、にんじんの順に加えて炒める。

4 高野豆腐と**A**を加えて弱火で数分煮込み、牛乳と**2**を加えて沸騰させないように温め、塩・こしょうで味を調える。器に盛り、パセリと陳皮を散らす。

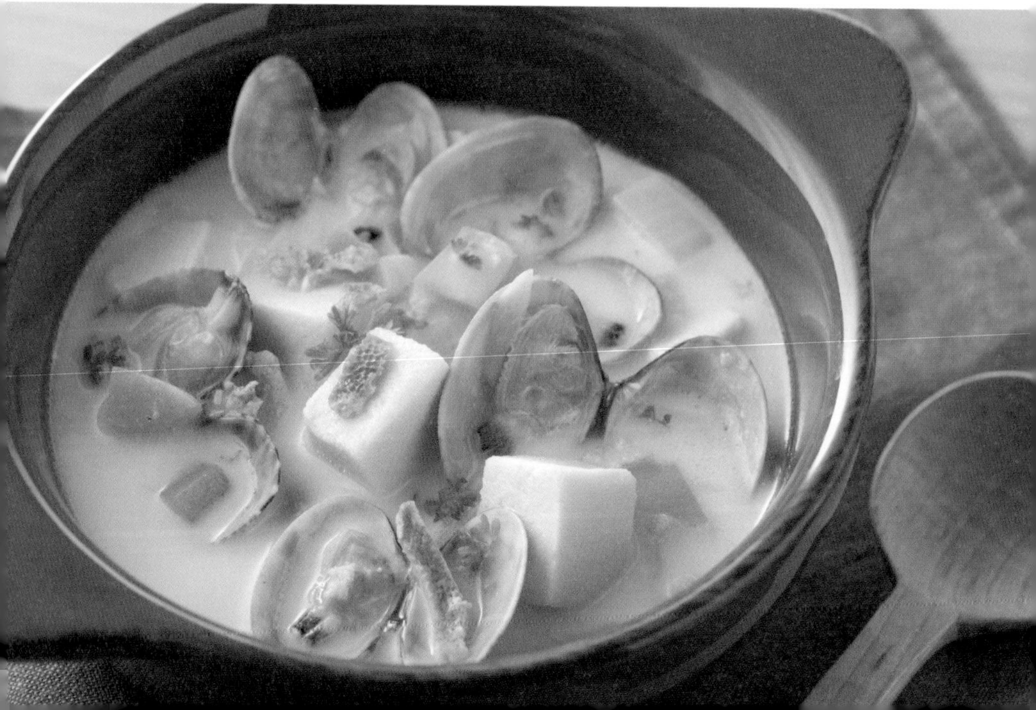

ジンジャー風味のヴィシソワーズ

生姜

粉豆腐をプラスすることで、糖質オフでさっぱりした仕上がりに

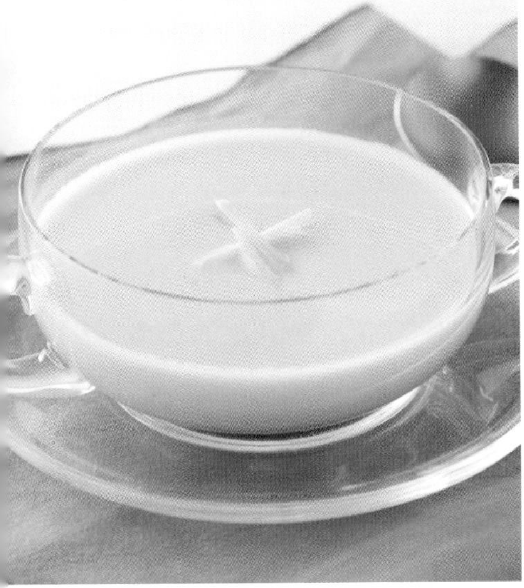

［材料］2人分

- 粉豆腐……33g（高野豆腐2枚をすりおろしても可）
- じゃがいも……大1個（150g）（薄切りにして水にさらす）
- 玉ねぎ……1/2個（100g）（薄切り）
- オリーブ油……小さじ1
- A
  - 生姜……20g（薄切り）
  - にんにく……1/2片（薄切り）
- B
  - 水……300mℓ
  - 固形チキンブイヨン……1個
- 牛乳……300mℓ
- 塩・こしょう……各少々

［作り方］

1 鍋にオリーブ油を引き、**A**を炒め、香りが出たらじゃがいもと玉ねぎを加えて炒め、粉豆腐をまぜ、**B**を注ぐ。じゃがいもがやわらかくなり、粗熱が取れたら、ミキサーにかけて、裏ごしして鍋に戻す。

2 牛乳を加えて沸騰しないように温め、塩・こしょうで味を調え、粗熱を取り、冷蔵庫で冷やす。生姜の千切り（分量外）をのせる。

高野豆腐とごぼうのポタージュ

桂皮

脂肪燃焼、美腸効果の高いごぼう＋粉豆腐をでまろやかさアップ

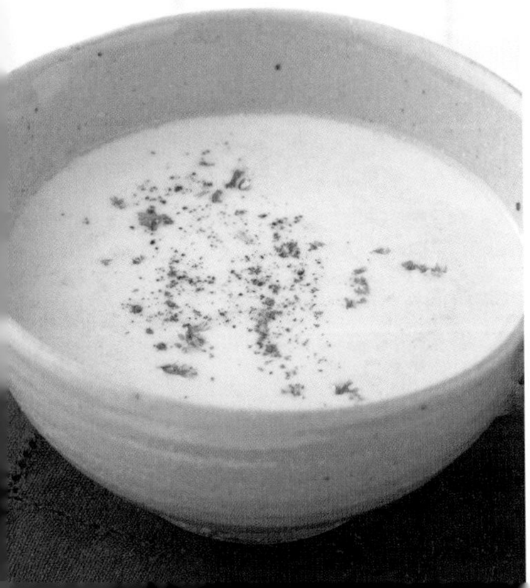

［材料］2人分

- 粉豆腐……33g（高野豆腐2枚をすりおろしても可）
- ごぼう……1/2本（50g）（斜め薄切り）
- 玉ねぎ……1/4個（50g）（みじん切り）
- にんにく……1/2片（みじん切り）
- オリーブ油……小さじ1
- A
  - 水……300mℓ
  - 固形チキンブイヨン……1/2個
- 牛乳……300mℓ
- バター……10g
- 塩・こしょう……各少々
- シナモン（パウダー）……適量
- パセリ……適量（みじん切り）

［作り方］

1 鍋にオリーブ油を引き、にんにくと玉ねぎ、塩少々を入れて、玉ねぎが透き通るまで炒め、ごぼう、粉豆腐の順に全体に絡ませながら炒める。**A**を加えて蓋をして5分ほど煮る。

2 粗熱を取り、ミキサーにかけたら、鍋に戻し入れ、牛乳とバターを加えて沸騰させないように弱火で温め、塩・こしょうで味を調える。

3 器に盛り、パセリ、シナモンをふる。

高野豆腐のぬか漬け

新しい高野豆腐の食べ方提案！ 好きなときに手軽に

[材料] 作りやすい分量

高野豆腐……2枚
きゅうり、にんじんなど好みの野菜……適量
ぬか床（市販品または作り方右記）……適量

[作り方]

1 高野豆腐は乾物のまま、野菜と一緒にぬか床に漬け、半日以上常温で置く（夏場は冷蔵庫で）。

2 食べるときにぬかを水で洗い、好みの大きさに切る。

POINT

ご使用の高野豆腐によっては漬ける時間によって芯が残る場合があります。その場合は芯が取れるまで漬けることをおすすめします。

ぬか床の作り方

[材料] 作りやすい分量

生ぬか……1kg
塩……130g
水……1ℓ
昆布……5cm四方を2～3枚
A 赤唐辛子……2本
　生姜……30g（皮をむく）
　かつお節……8g
　煮干し……5～6尾
　干し椎茸……少々
　実山椒……あれば少々
捨て漬け野菜（キャベツ外葉や、ニンジンや大根の皮や茎など）……適量

[作り方]

1 生ぬかに塩、水の順にまぜ、保存容器に移す。

2 Aを加えてまぜ合わせたら、捨て漬け野菜と昆布を入れて表面をならしてしっかりと手で押さえる。

3 10日間ほど1日2回しっかりと底からまぜる。その間、捨て漬け野菜は2～3日間隔で新しいものと交換する。この後、本漬けが可能。保管は常温（夏場は冷蔵庫）で。

高野豆腐とキャベツの無限塩昆布漬け

塩昆布のうま味が高野豆腐に浸みて、病みつきのおいしさ！

[材料] 作りやすい分量

高野豆腐……2枚
（細切りタイプのもの33gでも可）
キャベツ……200g（1cm幅のざく切り）
A 塩昆布……16g
　胡麻油……大さじ1
　七味唐辛子……小さじ½

[作り方]

1 高野豆腐はレンジで戻して水けを絞り、長さ2cmの細切りにする。

2 保存袋に1とキャベツ、Aを入れてよくもみ込み、30分～1時間置く。

◉ 冷蔵庫で3～4日間保存可能

POINT 高野豆腐が塩昆布のうま味を吸って、噛むたびにおいしさが溢れます。

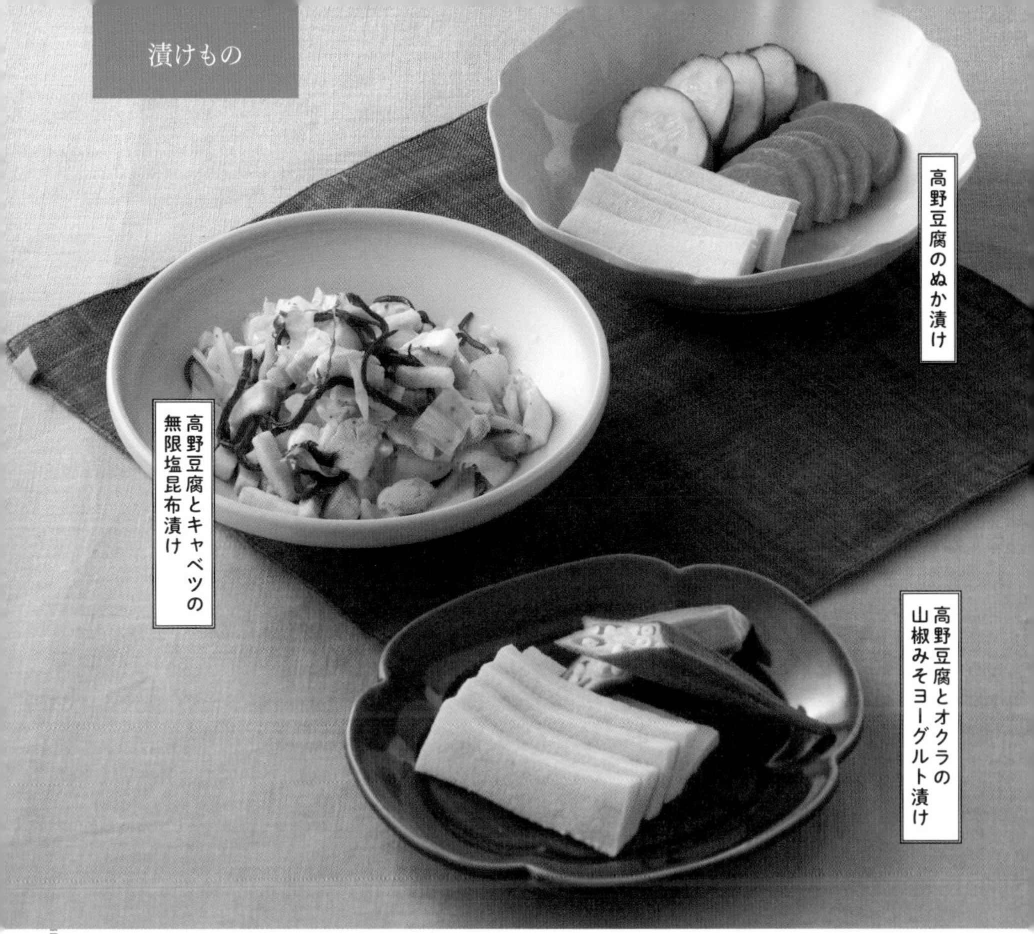

高野豆腐とオクラの山椒みそヨーグルト漬け

山椒

手軽なのもうれしい。塩分控えめで酸味の効いたやさしい味です

［材料］作りやすい分量

- 高野豆腐……2枚
- オクラ……4本
- プレーンヨーグルト……300g
- みそ……150g
- 山椒（パウダー）……小さじ1/2

◉ ヨーグルト漬け床は冷蔵庫で3日間保存可能

［作り方］

1 オクラはヘタを切り落としてサッと塩茹でする。

2 みそ、プレーンヨーグルト、山椒を保存容器に入れてよくまぜて、高野豆腐（乾物）と**1**を漬け、冷蔵庫で5時間以上置く。

3 食べるときにヨーグルト漬け床を水で洗い、好みの大きさに切る。

POINT しっかりとした風味を楽しみたいなら、丸1日くらい漬けるのがおすすめです。オクラ以外になす、にんじん、きゅうりなど好みの野菜を漬けても。

高野豆腐生地の明太子ピザ

蘇葉

面倒なピザ生地作りも不要！ しかも糖質オフのギルトフリーなピザ

[材料] 2人分

高野豆腐	2枚
A 明太子	1/3腹（30g）
A マヨネーズ	80g
オリーブ油	小さじ1/2
ピザ用チーズ	適量
大葉（千切り）	2枚

[作り方]

1 高野豆腐は水で戻して水けを絞り、半分の厚さにスライスした後、片面にオリーブ油を薄く塗る（下段**a**）。

2 **A**をよくまぜ、**1**の上に均等に広げ、ピザ用チーズをのせて、トースターでチーズが溶けて表面に焦げ色がつくまで焼く。

3 **2**に大葉をのせる。

POINT 明太子も低糖質食品で、ダイエットの味方。良質なタンパク質が摂れます。

高野豆腐パンのローストビーフサンド

山椒

糖質オフ！ オリーブ油を塗って焼くだけで高野豆腐パンが完成！

[材料] 2人分

高野豆腐	2枚
オリーブ油	大さじ1
ローストビーフ（市販品）	60g
レタス	1〜2枚
A マヨネーズ	大さじ1 1/2
A 山椒（パウダー）	小さじ1/6
A しょう油	小さじ1
A ハチミツ	小さじ1/2

（すべての材料をよくまぜる）

[作り方]

1 高野豆腐は水で戻して半分の厚さにスライスした後、水けを絞り、両面にオリーブ油を薄く塗り（**a**）、アルミホイルにのせてトースターで表面がカリッとするまで焼く（**b**）。

2 **A**を**1**のそれぞれの片面に塗り、レタス、ローストビーフをのせてサンドする。

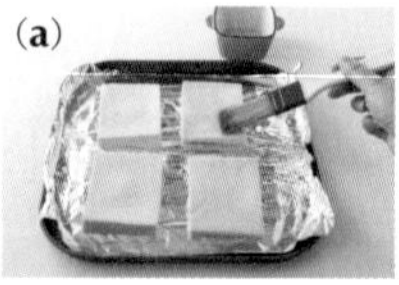

オリーブ油ははけで薄めに塗る。

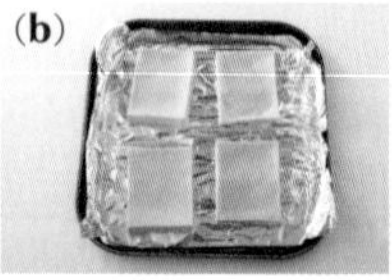

表面がカリッとする程度まで焼く。

POINT 山椒の効いたマヨがポイント。ローストビーフと絶妙にマッチします！

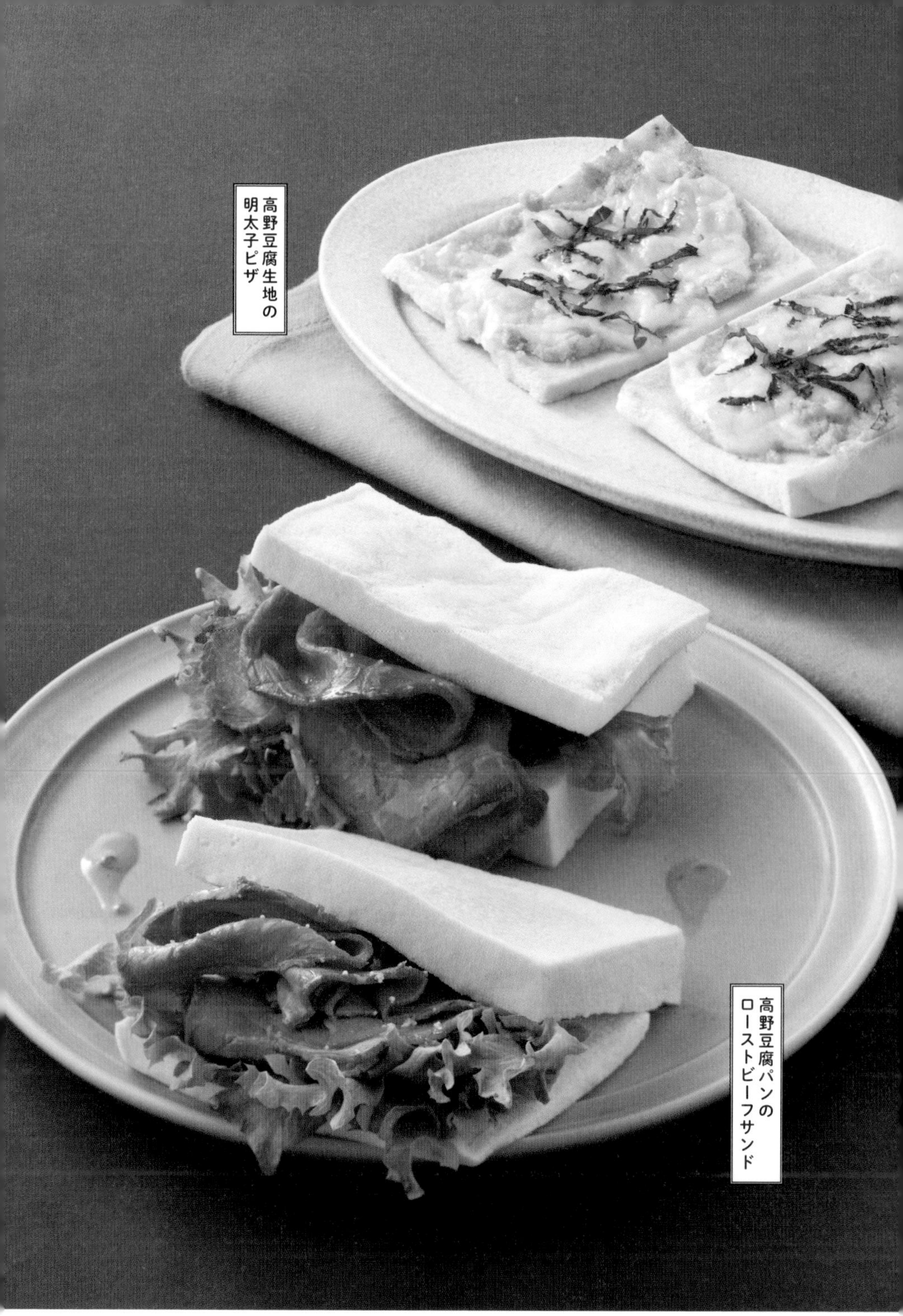

高野豆腐生地の
明太子ピザ

高野豆腐パンの
ローストビーフサンド

高野豆腐とかぼちゃのクリームペンネ

桂皮

コクのあるパンプキンソースにも高野豆腐は相性◎

[材料] 2人分

- 高野豆腐……2枚
- ペンネ……50g
- かぼちゃ（ワタと種を取り除き皮をむいて2～3cm角に切る）……1/6個（200g）
- 牛乳……300mℓ
- ベーコン（スライス）（1cm幅に切る）……2枚
- しめじ（小房に分ける）……50g
- シナモン（パウダー）……小さじ1/4
- 顆粒コンソメ……小さじ1
- 塩……適量
- パセリ……適量

[作り方]

1 高野豆腐はレンジで戻して半分の厚さにスライスした後、水けを絞り、7～8mm幅にカットする。ペンネは袋の指定どおりの時間茹でる。

2 かぼちゃを耐熱容器に入れ、ラップをふんわりかけて600Wのレンジで2分30秒～3分、やわらかくなるまで加熱する。

3 鍋に**2**を入れてすり潰しながら弱火にかけ、牛乳を3～4回に分けて加え、別で軽く炒めたベーコンとしめじ、コンソメ、塩を加える。

4 とろみがついたら高野豆腐とペンネ、シナモンを加えて絡め、器に盛り、パセリ、シナモン（分量外）をふる。

POINT　ソースと高野豆腐でボリュームのある一品です。シナモンの甘い香りがぴったり。

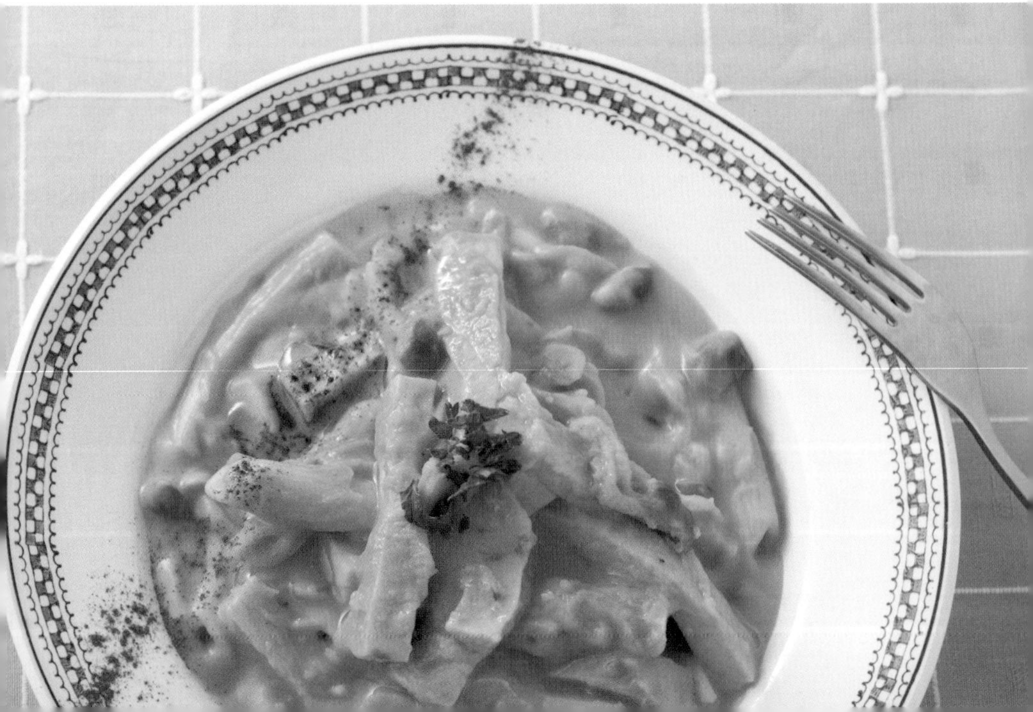

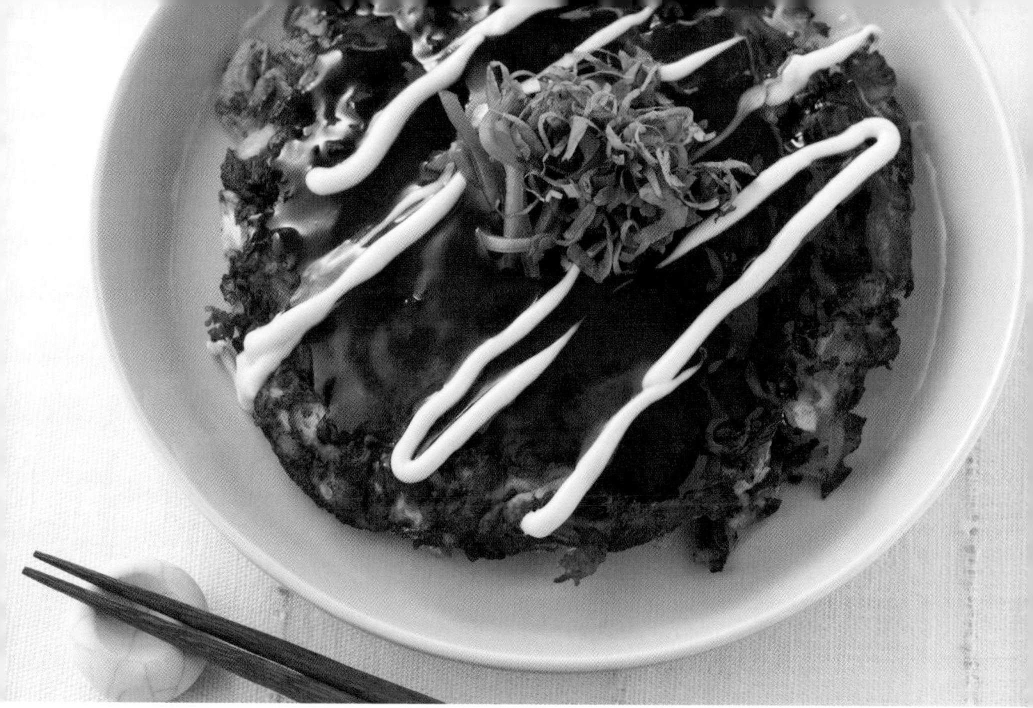

大葉たっぷり！ 粉豆腐で作るお好み焼き

蘇葉　生姜

粉豆腐を使えばふっくら食感＆糖質オフに

［材料］２人分

粉豆腐……33g（高野豆腐２枚をすりおろしても可）
豚ロース薄切り肉……２枚
桜海老……大さじ２
大葉（千切り）……６枚
キャベツ（1cm角に切る）……150g
万能ネギ（小口切り）……３本
A｜卵……１個
　｜かつお節……2g（１パック）
　｜水……100㎖
お好み焼きソース、マヨネーズ、
　紅生姜、大葉（トッピング用）……各適量
サラダ油……適量

［作り方］

1 ボウルに**A**と粉豆腐、大葉、キャベツ、万能ネギ、桜海老を入れてまぜる。

2 フライパンにサラダ油を熱し、豚肉を両面焼き、その上に**1**を流して蓋をして弱火で約８～10分、返して７～８分焼く。

3 器に盛り、お好み焼きソース、マヨネーズをかけ、トッピング用の大葉と紅生姜をのせる。

POINT　小麦粉の代わりに粉豆腐をつなぎにすることで糖質オフのお好み焼きに。大葉をトッピングするだけで爽やかな風味が広がります。

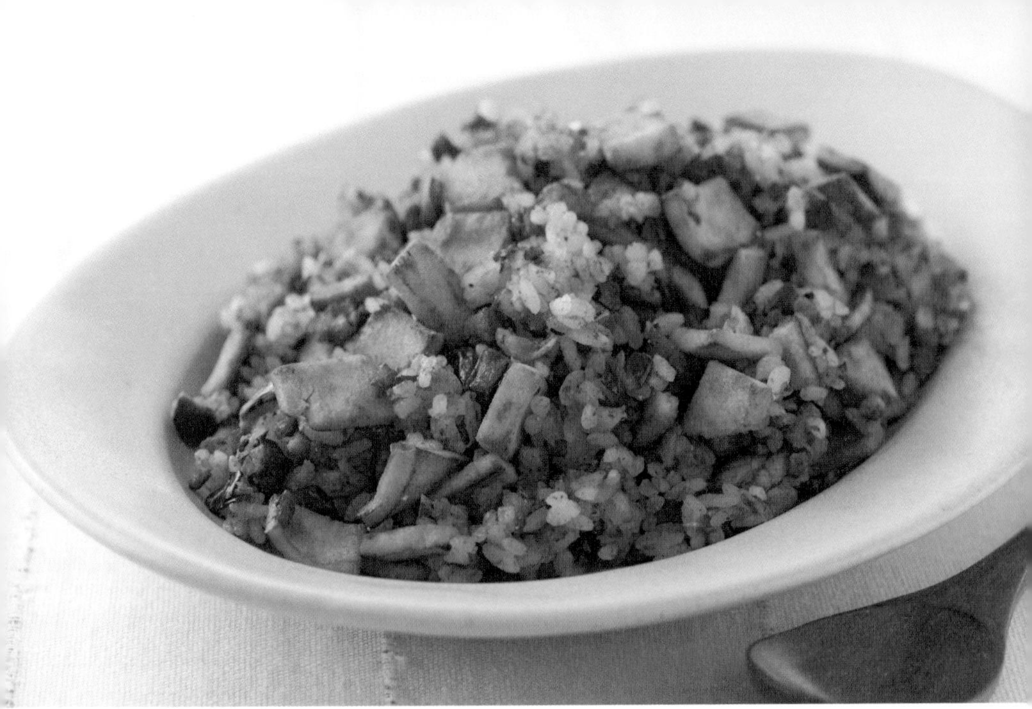

高野豆腐とナツメのドライカレー

大棗

腹持ちよし。ナツメの甘さがスパイスと絶妙にマッチ

［材料］2人分

高野豆腐	2枚（カットタイプ33gでも可）
白いご飯	1杯分（150g）
ナツメ	1個（種を取り粗みじん切り）
豚ひき肉	80g
なす	1個（7～8mmの角切り）
ピーマン	1個（7～8mmの角切り）
カレー粉	小さじ2
サラダ油	適量
塩	少々

［作り方］

1 高野豆腐は水で戻して半分の厚さにスライスした後、水けを絞り、1.5cm正方の薄切りにする。

2 フライパンにサラダ油を熱して、ひき肉を炒め、肉の色が変わったら、高野豆腐、なす、ピーマン、ナツメを加えて炒める。

3 ご飯、カレー粉、塩を加え、全体を絡めるようにしてサッと炒める。

POINT　薄く切って焼いた高野豆腐は、食感に弾力があり、ご飯やお肉を減らしても満足度大です。

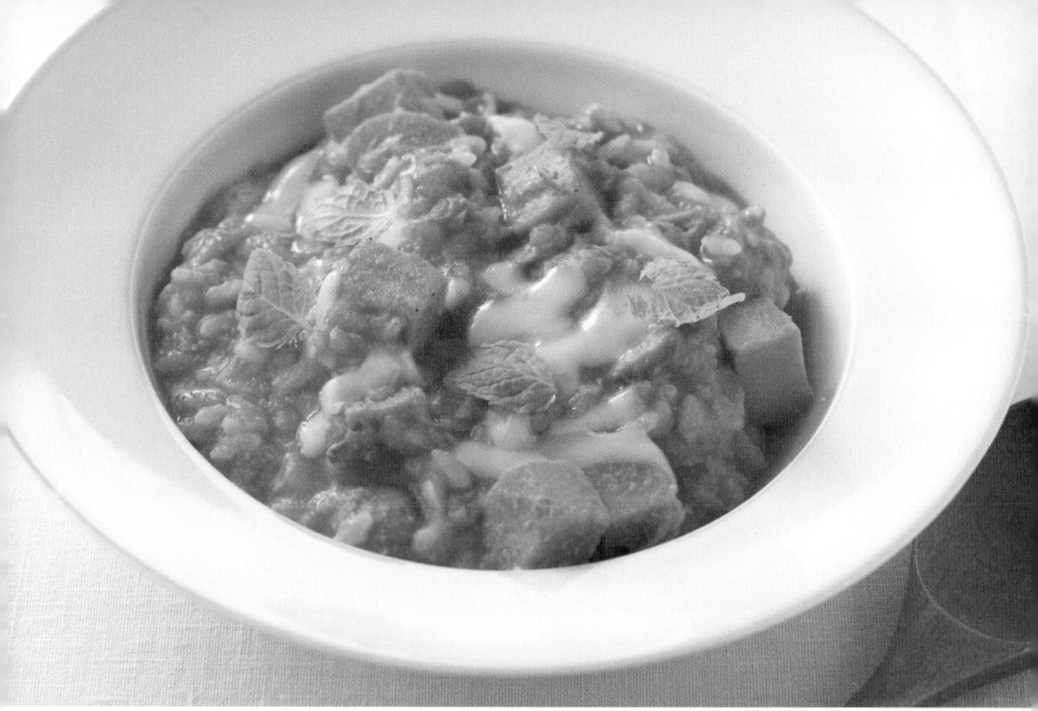

トマトリゾット、ミント添え

薄荷

ダブル高野豆腐でかさ増し。たっぷり食べても罪悪感なし

［材料］2人分

高野豆腐	1枚
白いご飯	1杯分（150g）
粉豆腐	17g（高野豆腐1枚をすりおろしても可）
ツナ缶（水煮）	小1缶（70g）
マッシュルーム（缶）	30g
にんにく	1片（みじん切り）
A トマトジュース（100%）	200㎖
白ワイン	大さじ2
ケチャップ	大さじ1½
塩・こしょう	各少々
ピザ用チーズ	40g
オリーブ油	大さじ1
ミントの葉	適量

［作り方］

1 高野豆腐は水で戻して水けを絞り、2cm角にカットする。

2 鍋にオリーブ油を熱し、にんにくを加えて香りが出たら、高野豆腐、粉豆腐、ツナ缶（缶汁ごと）、マッシュルームを加えて炒める。

3 **A**を加えて煮立ったら、ご飯を加えて2〜3分煮る。

4 ケチャップ、ピザ用チーズ半量、塩・こしょうを加えてまぜる。器に盛り、残りのチーズ、ミントの葉をのせる。

POINT トマトジュースで手軽に作れるリゾットです。

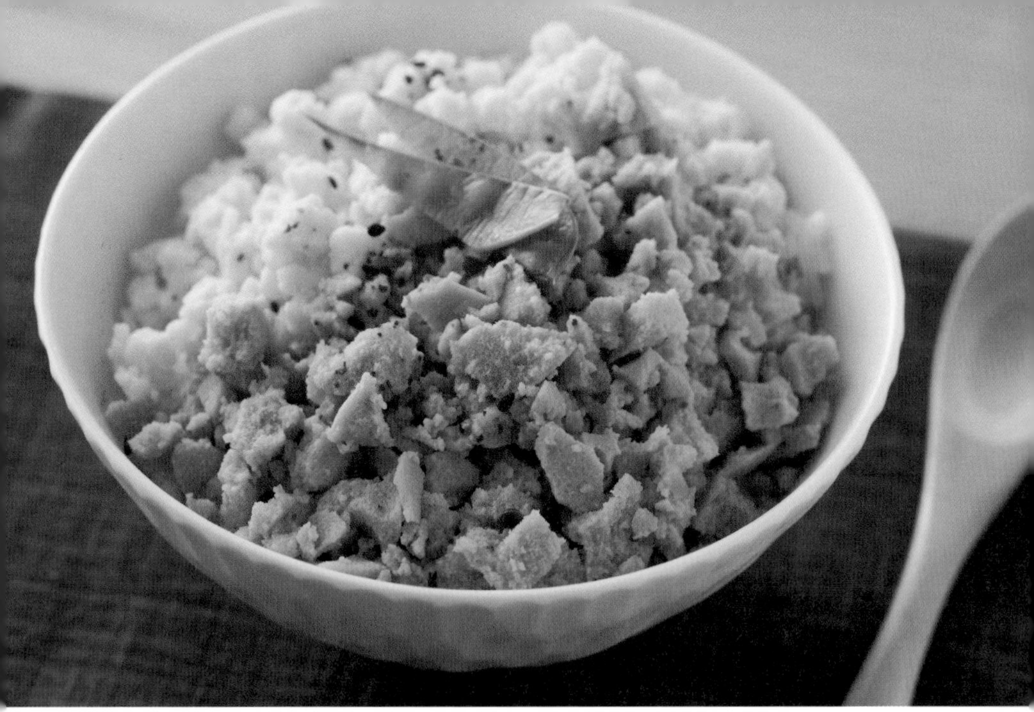

高野豆腐のそぼろ丼

生姜

脂浮きもなし。お肉なしとは思えないおいしさ

[材料] 2人分

[そぼろ]

- 高野豆腐……2枚
- 生姜……1/2片（みじん切り）
- **A**
  - 出汁……100mℓ
  - しょう油……大さじ1
  - 酒・砂糖……各大さじ1/2
  - みりん……小さじ1
- 七味唐辛子……小さじ1/2

[炒り卵]

- **B**
  - 溶き卵……2個分
  - 砂糖……大さじ1
  - みりん……大さじ1/2
  - 塩……少々
  - （すべての材料をよくまぜる）

- 白いご飯……2杯分（300g）
- 絹さや……2枚

[作り方]

1 そぼろを作る。高野豆腐は水で戻して水けを切り、細かくちぎる（もしくはフードプロセッサーにかける）。鍋に高野豆腐と生姜、**A**を入れて火にかけ、まぜながら水分が飛ぶまで煎り煮し、仕上げに七味唐辛子を加える。

2 炒り卵を作る。鍋に**B**を入れて加熱し、常にまぜながら、ポロポロの状態にする。絹さやはサッと塩茹でして細切りにする。

3 器にご飯を盛り、**1**のそぼろと**2**の炒り卵、絹さやをのせる。

◉ そぼろのみ冷蔵庫で3～4日間保存可能

POINT 脂浮きしないのでお弁当にも◎

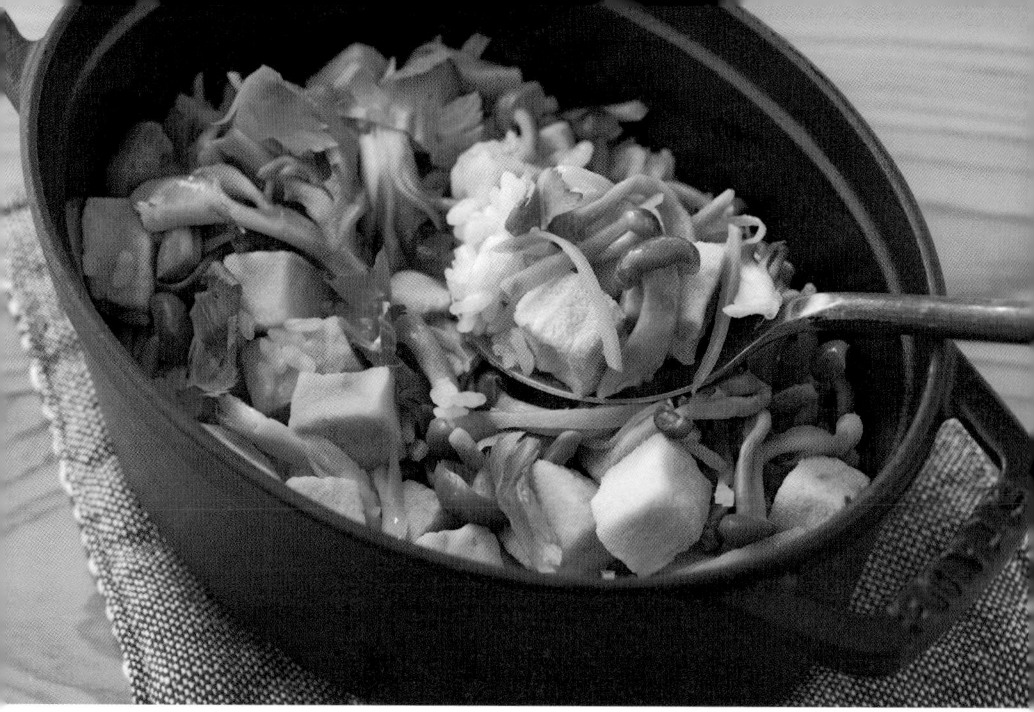

生姜の炊き込みご飯

生姜

生姜ときのこのうま味が高野豆腐に浸みた糖質オフご飯

[材料] 約2人分

米……1/2合
高野豆腐……2枚（カットタイプ33gでも可）
A｜出汁……130㎖
　｜薄口しょう油・みりん……各大さじ1
生姜……15g（皮除いた正味）（千切り）
まいたけ・しめじ……各1/3パック（約30g）
（ほぐす）
三つ葉……適量

[作り方]

[下準備]

米は研いで30分以上水（分量外）に浸しておく。

1 高野豆腐は水で戻して水けを絞り、2cm角にカットし、**A**に2～3分漬ける。

2 炊飯器に米、**1**、きのこ類、生姜の順に入れ、炊飯する。

3 器に盛り、好みで三つ葉を散らす。

POINT　高野豆腐が入ることで満足感が得られます。

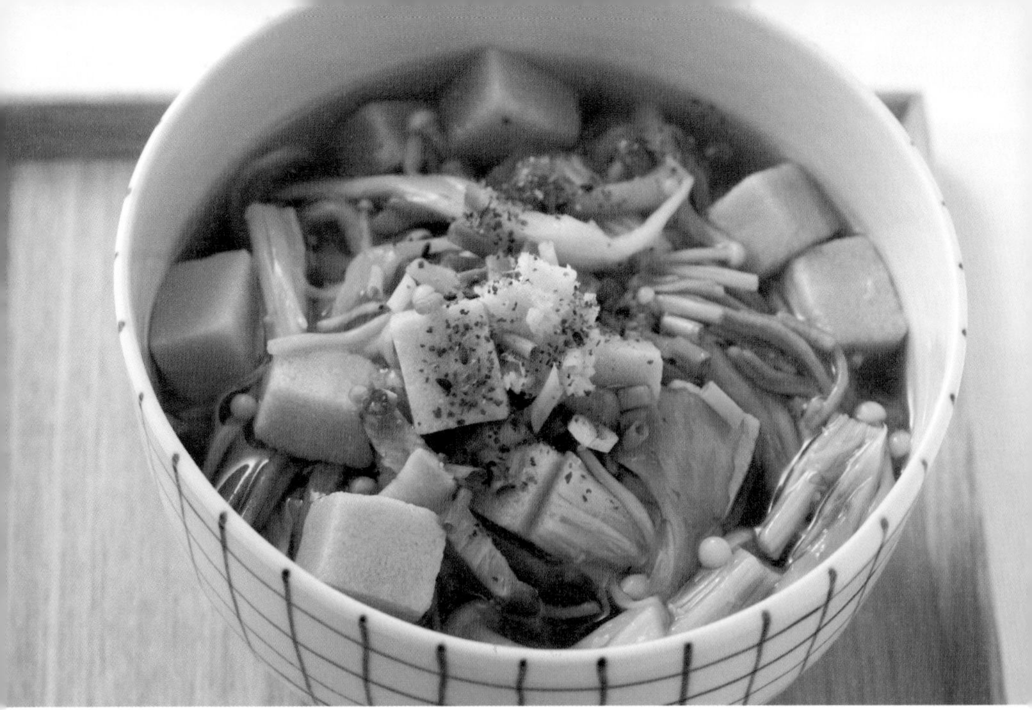

高野豆腐ときのこのあんかけ蕎麦

生姜

きのこと高野豆腐のビタミン・ミネラルパワーでダイエットに最適！

［材料］２人分

高野豆腐	２枚（カットカットタイプ33gでも可）
蕎麦（乾麺）	約150g
しいたけ、しめじ、えのきだけなどのきのこ類	合計120g
A 出汁	600㎖
A 薄口しょう油・みりん	各大さじ４
B 片栗粉	大さじ２
B 水	大さじ４
生姜のすりおろし	小さじ２
万能ネギ	適量（小口切り）
七味唐辛子	適量

［作り方］

1. 高野豆腐は水で戻して水けを絞り、2cm角にカットする。しいたけは石づきを取って薄切り、しめじはほぐし、えのきだけはほぐした後に半分に切る。
2. 蕎麦は袋の表示よりやや固めに茹で、湯を切って器に入れる。
3. 鍋に高野豆腐と**A**を入れて煮立て、きのこ類も加えてひと煮立ちさせたら、よくまぜた**B**を回し入れてとろみをつける。
4. **2**に**3**を流し入れ、生姜、万能ネギ、七味唐辛子をかける。

POINT　高野豆腐でボリュームが出るので、お蕎麦の量も自然と減らせます。生姜と七味で体が温まります。

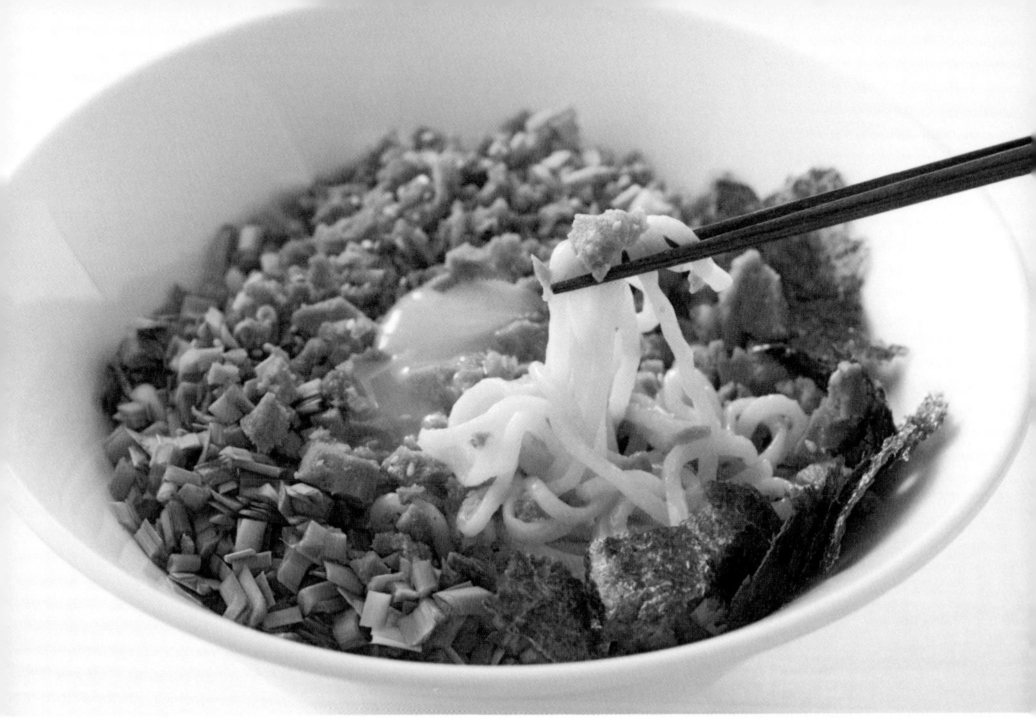

ピリ辛そぼろの台湾風まぜそば

胡麻

高野豆腐を代替肉に。ヘルシーなスタミナ麺

［材料］2人分

［ピリ辛そぼろ］

高野豆腐……2枚

A | オイスターソース・しょう油……各大さじ1
はちみつ……小さじ1/2

胡麻油……大さじ1

中華麺……2玉

万能ネギ……4〜5本（みじん切り）

卵黄……2個

ニラ……1/2束（みじん切り）

豆板醤……小さじ1

にんにく……1片（みじん切り）

白胡麻、海苔……各適量

［作り方］

1 ピリ辛そぼろを作る。高野豆腐は水で戻して水けを絞り、細かくちぎる（もしくはフードプロセッサーにかける）。フライパンに胡麻油を引いて、にんにくと豆板醤を炒め、香りが立ったら高野豆腐と**A**を加えて炒める。

2 中華麺を袋の指定通りに茹で、水けを切って丼に入れ、中央を空けておく。

3 **2**の麺の上にニラ、ネギ、手でちぎった海苔をのせ、中央に**1**、卵黄をのせて、白胡麻をふる。

◉ピリ辛そぼろのみ冷蔵庫で3〜4日間保存可能

POINT　ピリ辛そぼろは、ご飯にもよく合います。

スイーツ

粉豆腐入りスイートポテト

桂皮

見た目にはわからない糖質オフスイーツ。食感もアップ

［材料］6個分

- 粉豆腐……33g
  （高野豆腐2枚をすりおろしても可）
- さつまいも……1本（200g）
- 無塩バター……20g
- 砂糖……45g
- 卵黄……1個分
- 生クリーム……10g
- ラム酒……小さじ½
- バニラエッセンス・はちみつ……各適量
- シナモン（パウダー）……小さじ¼
- 卵黄（仕上げ用）……適量

［作り方］

1 さつまいもは皮ごと洗ってアルミホイルにくるみ、200度に予熱したオーブンで40～60分焼く（竹串がすっと通ればOK）。

2 **1**の皮を取り除き、フードプロセッサーにかけるか、つぶして裏ごしして、180g計量する。

3 ボウルに無塩バターを練って、砂糖を加え、卵黄、バニラエッセンス、生クリーム、ラム酒、シナモン、粉豆腐の順に加えて、最後に**2**とまぜる。

4 6等分して小判形に丸めて形を整え、オーブンペーパーを敷いた天板にのせる。仕上げ用の卵黄を塗り、230度に予熱したオーブンで約15分焼く。

5 焼き上がりの表面にはちみつを塗る。

高野豆腐のはちみつラスク

山椒　桂皮

高野豆腐だからこそのしんなり食感。病みつきになりそう

［材料］作りやすい分量

- 高野豆腐……2枚
- 牛乳……130mℓ
- はちみつ……大さじ2
- 山椒（パウダー）……適量
- シナモン（パウダー）……適量

(a)

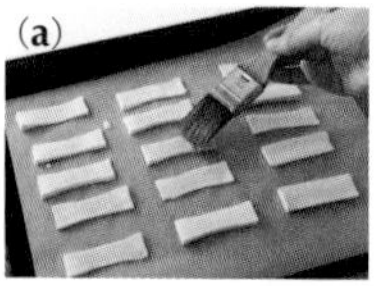

表面にはちみつを溶いた牛乳を塗る。

［作り方］

1 高野豆腐は分量の牛乳で戻して水けを切り、厚さ2mmの薄切りにする。

2 高野豆腐を戻した際に残った牛乳にはちみつを入れてよく溶き、**1**の表面に薄く刷毛で塗り（**a**）、山椒もしくはシナモンをふる。

3 130度に予熱したオーブンで約20分焼いたら、裏に返してさらに15分焼き、オーブンから取り出し、網の上で冷ます。

◉ 高温多湿を避け、保存容器に入れて常温で5日間保存可能

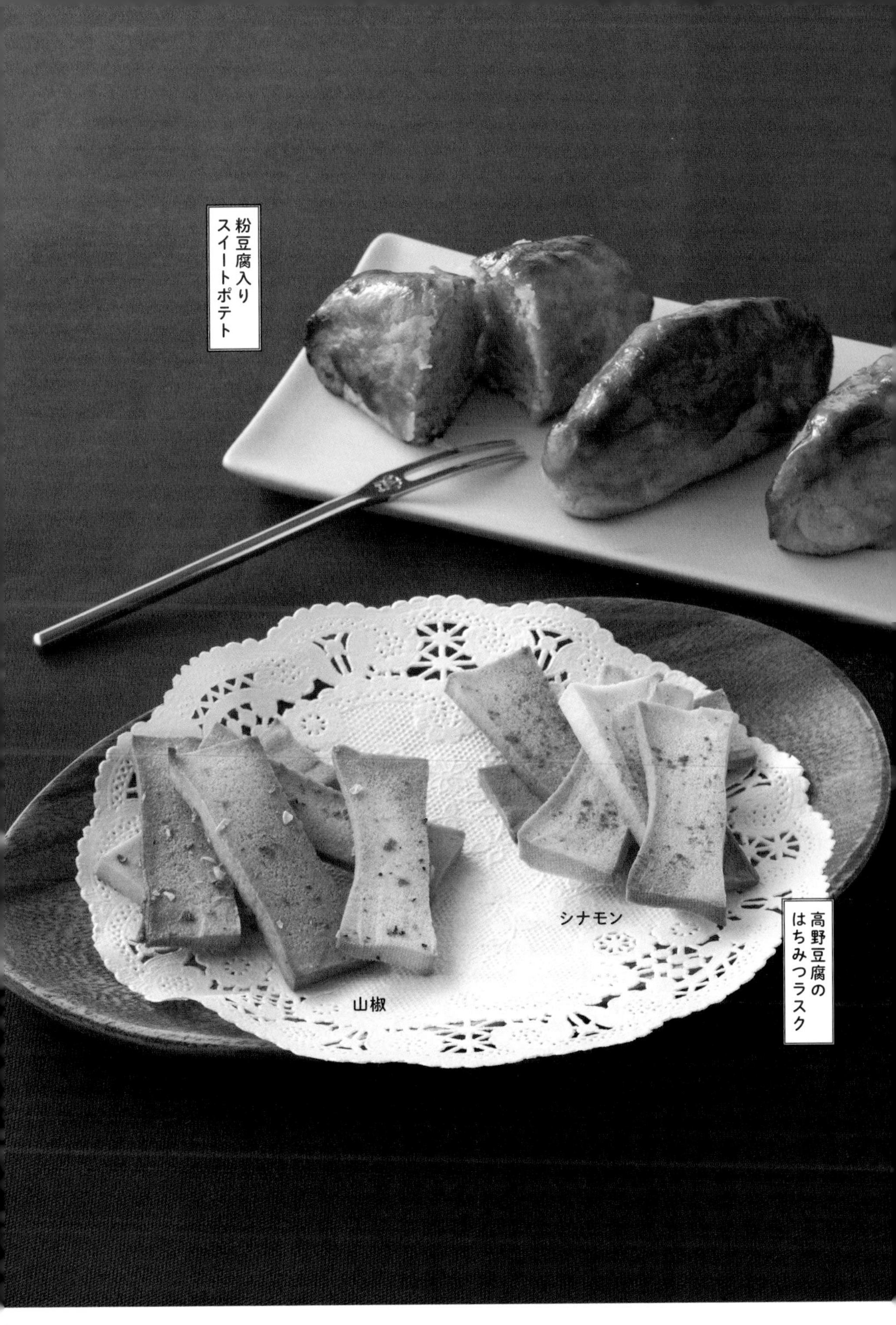
粉豆腐入り
スイートポテト
シナモン
山椒
高野豆腐の
はちみつラスク

高野豆腐ティラミス

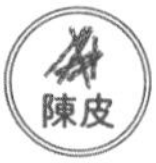

高野豆腐をスポンジ生地の代わりに使用した本格デザート

［材料］
約20.5×16×3cmバット1台分

［コーヒー風味の高野豆腐生地］

高野豆腐	4枚
エスプレッソコーヒー	100mℓ
水	60mℓ
砂糖	30g
カルーア（あれば）	大さじ½
はちみつ	大さじ1

［マスカルポーネクリーム］

卵黄	1個
砂糖	40g
マスカルポーネチーズ	200g
生クリーム	70g
陳皮	小さじ2

ココア	適量

［作り方］

1 コーヒー風味の高野豆腐生地を作る。高野豆腐はレンジで戻して半分の厚さにスライスした後、水けを絞る（計8枚）。鍋に水と砂糖を入れて沸かし、砂糖が溶けたら火から外してエスプレッソコーヒーとカルーア、はちみつを加え、シロップを作る。バットに高野豆腐を4枚ずつ2段に並べて上から全体にかかるよういっきにシロップを流して冷ます。

2 マスカルポーネクリームを作る。ボウルに卵黄と砂糖を入れて泡立て器でまぜ、マスカルポーネチーズと陳皮を加えてまぜる。さらに別のボールで生クリームを八分に泡立て、加えまぜる。

3 バットに**1**を4枚並べて、**2**のクリームの半量をのせ、その上に残りの**1**を4枚のせる。さらに残りの**2**を流して表面を平らに整え、冷蔵庫で2時間冷やす。

4 いただく直前にココアを茶こしでふる。

POINT 高野豆腐の生地は切るのが少し難しいため、ナイフでカットして食べるのがおすすめ。または、クリームと重ねる際に、高野豆腐を小さめにカットして並べてください。

粉豆腐の抹茶プリン

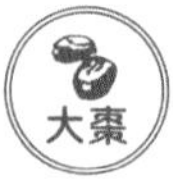

粉豆腐の食感で不思議と食べ応えのあるプリンです

［材料］2人分

粉豆腐 （高野豆腐1枚強をすりおろしても可）		20g
牛乳		300mℓ
A	砂糖	40g
	抹茶	3g
ナツメ		1個（粗みじん切り）
B	片栗粉・水	各小さじ2½
コンデンスミルク		適量
抹茶		適量

［作り方］

1 鍋に粉豆腐、**A**を入れよくまぜてから牛乳、ナツメを加え、沸騰直前まで温めて火を止める。

2 よくまぜた**B**を加えて再度火にかけ、とろみがつくまでまぜながら加熱する。

3 器に流して冷蔵庫で2時間冷やす。好みで抹茶をふり、コンデンスミルクをかけていただく。

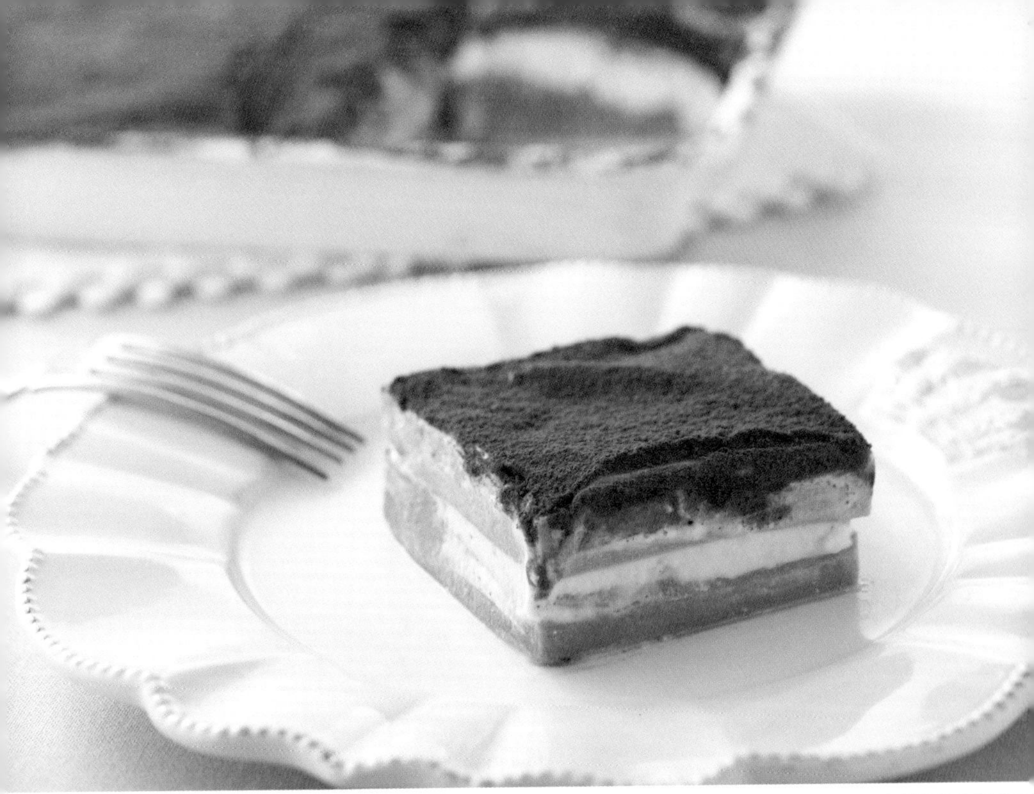

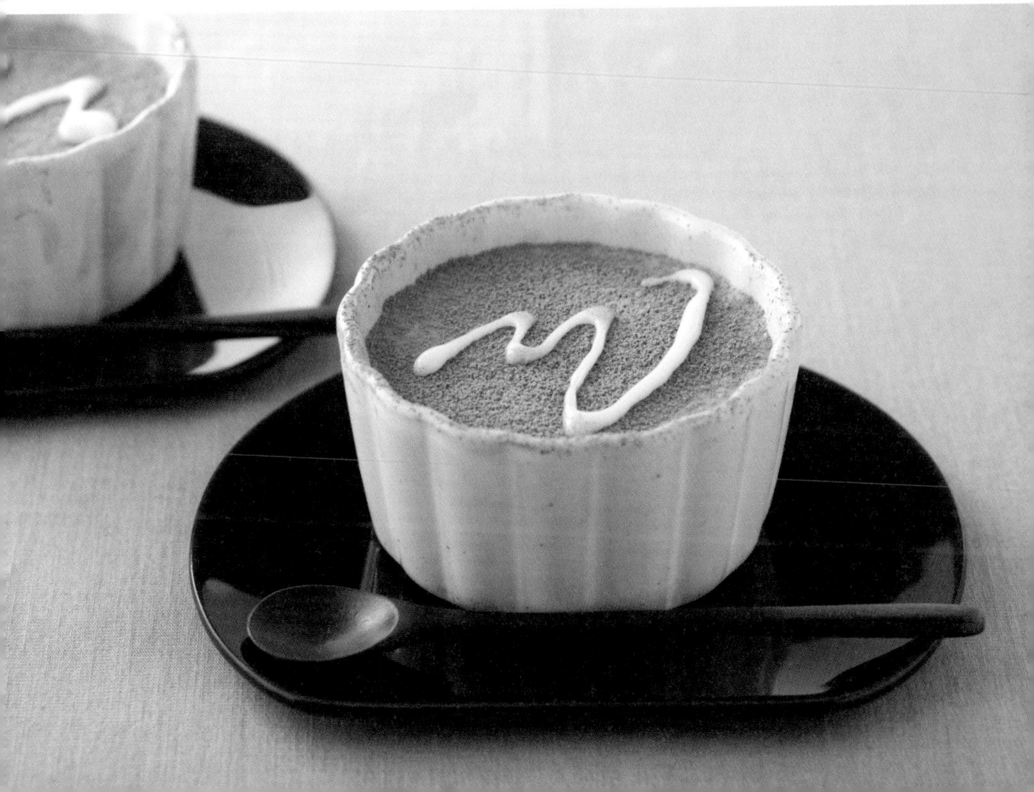

高野豆腐のパンプディング

陳皮　桂皮

身近な材料を合わせて焼くだけ！ふわふわ食感のあったかデザート

［材料］2人分

- 高野豆腐……2枚
- A
  - 牛乳……120mℓ
  - 卵……1個
  - はちみつ……大さじ1 1/2
  - ラム酒づけレーズン（またはレーズンのみ）……大さじ1
- シナモン（パウダー）……適量
- 陳皮……適量

［作り方］

1 高野豆腐は水で戻して水けを絞り、1枚を4等分にカットする。

2 耐熱容器に**1**を並べ入れ、**A**をまぜ合わせて流す。

3 プディング生地の表面に焼き色がつくまで、トースターで15分以上焼く。

4 トースターから取り出し、陳皮とシナモンをふる。

POINT 好みでフルーツを加えてもおすすめ。

高野豆腐入りキャロットケーキ

生姜　桂皮

ハードルをグンと下げた、作りやすい蒸しケーキ

［材料］
100mℓ紙コップ 約6〜7個分

- 粉豆腐……33g（高野豆腐2枚をすりおろしても可）
- にんじん……1本（120g）（皮ごとすりおろす）
- 胡桃……40g（空煎りする）
- 卵……1個
- サラダ油……50mℓ
- ブラウンシュガー……50g
- 塩……ひとつまみ
- 生姜のすりおろし……1/2片
- A
  - 全粒粉……40g
  - ベーキングパウダー……小さじ3/4
  - シナモン（パウダー）……小さじ1
  - （すべての材料をふるう）

［作り方］

1 卵をほぐし、ブラウンシュガーを加えてよくまぜる。

2 **1**に**A**以外のすべての材料を加えまぜ、ふるった**A**を加えてさっくりとまぜる。

3 紙コップに**2**の生地を約60g程度ずつ流し入れる。

4 フライパンに熱湯を2〜3cmほどの深さまで注ぎ、**3**をその中に入れ、布巾で包んだ蓋をして（**a**）、中火で約15〜20分蒸す（竹串を刺して何もついてこなければOK）。

(a)

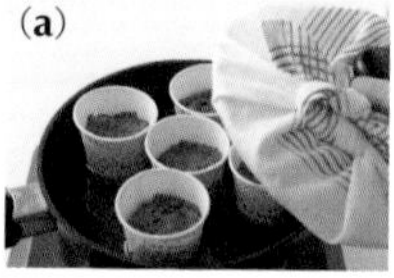

蓋に布巾をするのは水滴予防。蒸し上がりまでは蓋は開けない。

◉冷蔵で7日間保存可能

POINT 紙コップに生地を入れてフライパンで蒸すだけ、と手軽に作れます。スパイスが上品に効いた心地よい風味です。

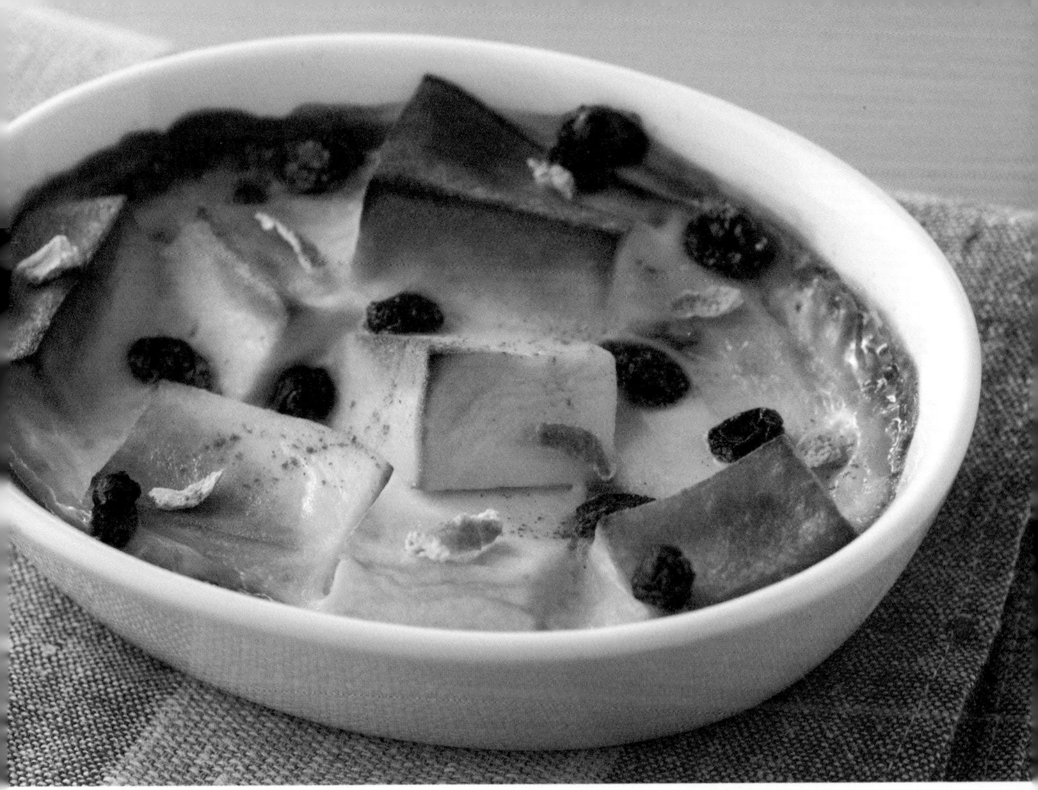

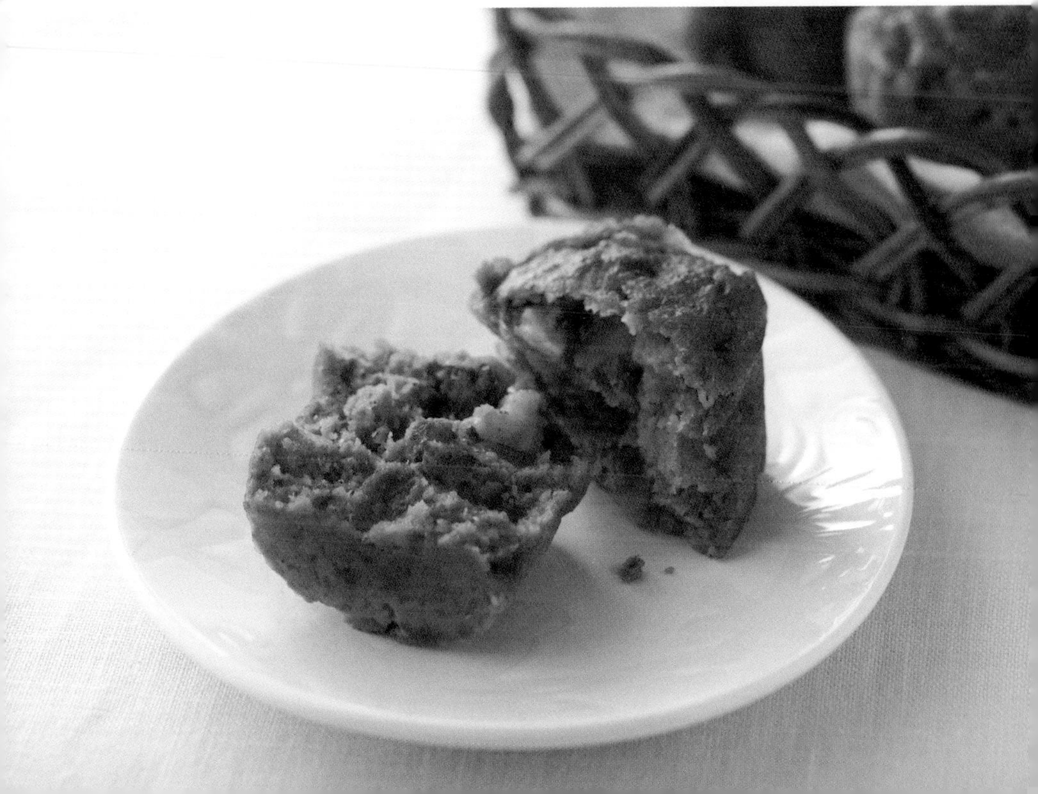

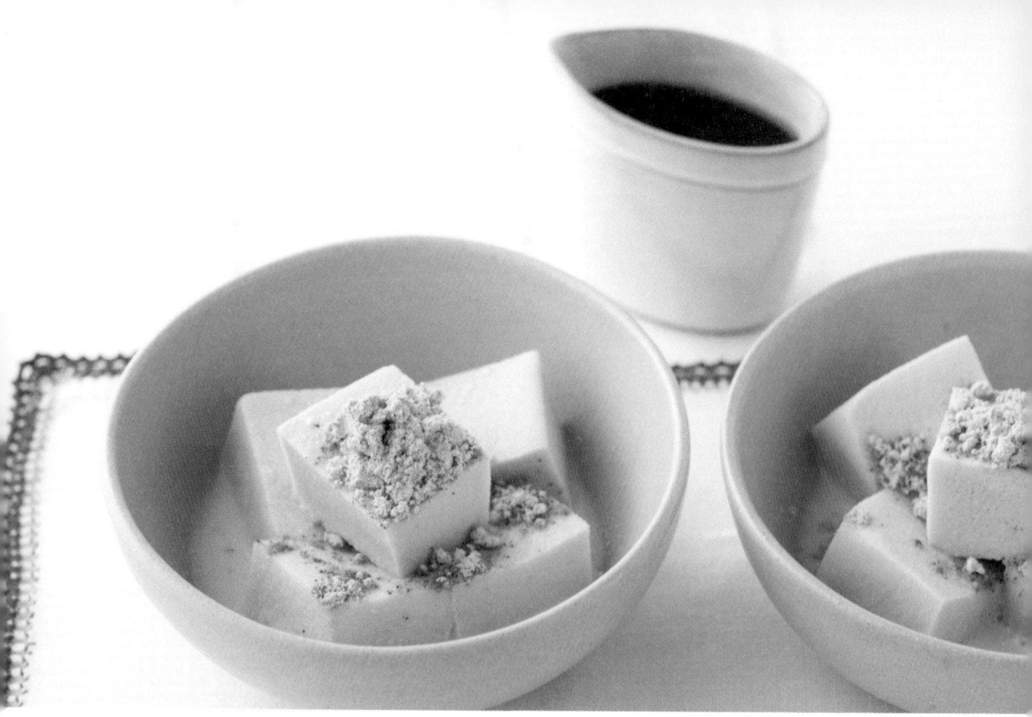

高野豆腐の葛餅風

胡麻

豆乳で煮れば和風デザートに

［材料］作りやすい分量

高野豆腐	2枚
豆乳	300㎖
砂糖	30g
黒蜜・きな粉	各適量
黒すり胡麻	適量

［作り方］

1 鍋に豆乳、砂糖を入れて沸騰させたら、高野豆腐を乾燥したまま入れて1〜2分煮込み、蓋をして汁けを吸うまで置く。

2 **1**を冷蔵庫で冷やす。食べやすい大きさに切り分けて器に盛り、黒蜜、きな粉、黒すりごまをかける。

POINT 熱々の豆乳液に高野豆腐を漬けることでフルフル食感に。材料も工程も少なく手軽なおやつ。好みできな粉の代わりに抹茶をかけても。

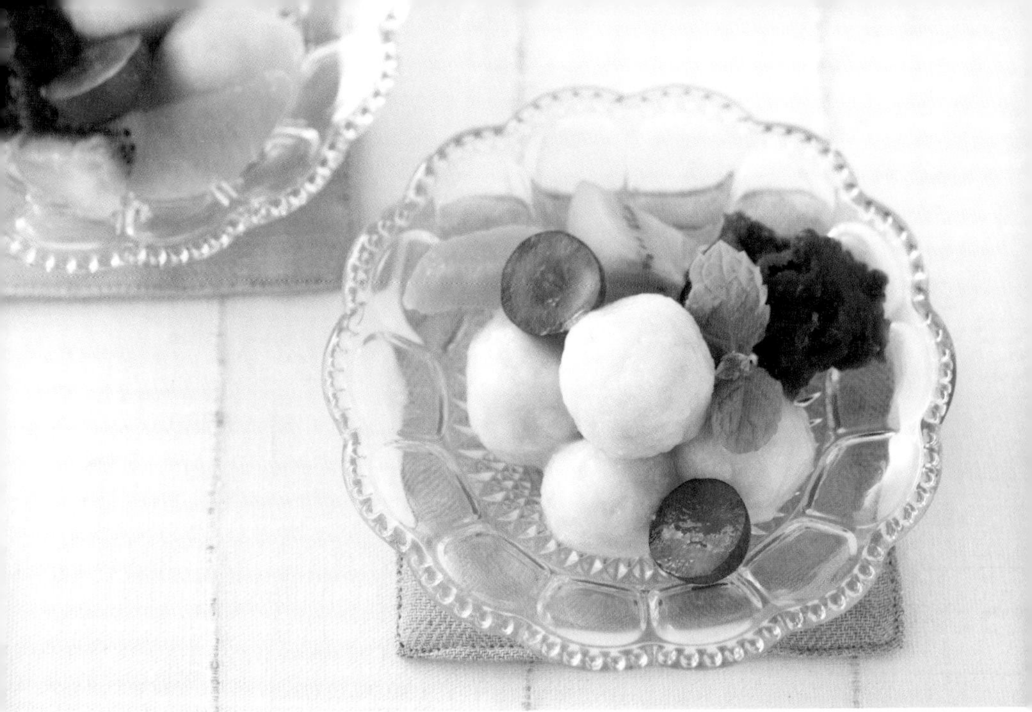

粉豆腐入り白玉団子

薄荷

粉豆腐を入れることでぐんと糖質オフできます

[材料]

作りやすい分量・約15～20個分

粉豆腐……33g（高野豆腐2枚をすりおろしても可）
白玉粉……100g
水……125㎖
粒あん（缶詰）……適量
好みのフルーツ……適量
（本書ではキウイ、オレンジ、ブドウ）
ミントの葉……適量

[作り方]

1 白玉粉と粉豆腐をよくまぜ、水を少しずつ加えていき、耳たぶくらいの柔らかさになるまでこねる。親指大（1つ12～15g程度）の大きさに丸める。

2 **1**を熱湯に落として浮かんできたら、さらに2～3分ほど茹で、冷水に取る。

3 白玉の水けを切って器に盛り、粒あんとフルーツを添え、ミントの葉を飾る。

POINT 白玉粉に粉豆腐を加えることで弾力のあるもちもち食感のお団子に。

[商品協力]

旭松食品株式会社

https://www.asahimatsu.co.jp/

[参考文献]

『1日1杯飲むだけダイエット やせる出汁』工藤孝文著(アスコム)

『なんとなく不調なときの生薬と漢方』工藤孝文著(日東書院)

『ゆるやせ漢方ダイエット』工藤孝文著(日本文芸社)

『食品別糖質量ハンドブック』江部康二監修(洋泉社)

[STAFF]

アートディレクション　大薮胤美(フレーズ)

ブックデザイン　フレーズ

撮影　山本ひろこ

スタイリング　星由希子

編集制作　早草れい子(Corfu企画)

1日1枚で、内臓脂肪が落ちる！
やせる！ キレイになる！

高野豆腐ダイエットレシピ

2019年10月30日　初版発行

2024年 2月18日　新装版初版印刷

2024年 2月28日　新装版初版発行

著者　工藤孝文

料理監修　木村幸子

発行者　小野寺優

発行所　株式会社河出書房新社

〒151-0051

東京都渋谷区千駄ヶ谷2-32-2

電話　03-3404-1201(営業)

03-3404-8611(編集)

https://www.kawade.co.jp/

印刷・製本　TOPPAN株式会社

ISBN978-4-309-29394-3

Printed in Japan

落丁本・乱丁本はお取り替えいたします。

本書のコピー、スキャン、デジタル化等の無断複製は著作権法上での例外を除き禁じられています。本書を代行業者等の第三者に依頼してスキャンやデジタル化することは、いかなる場合も著作権法違反となります。

本書の内容に関するお問い合わせは、お手紙かメール(jitsuyou@kawade.co.jp)にて承ります。恐縮ですが、お電話でのお問い合わせはご遠慮くださいますようお願いいたします。

＊本書は2019年10月に小社より刊行いたしました、同タイトル書籍の新装版です。

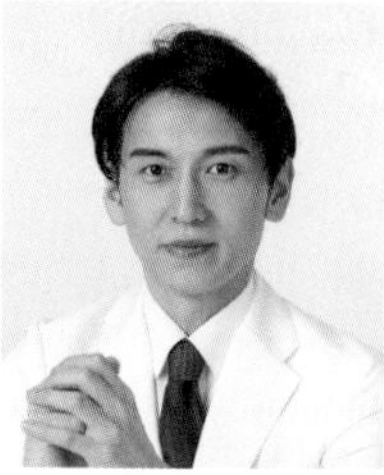

[著者]

工藤《くどう》 孝文《たかふみ》

糖尿病内科医・統合医療医・漢方医。福岡大学医学部卒業後、アイルランド、オーストラリアへ留学。現在は、福岡県のみやま市工藤内科院長として、地域医療に力を注いでいる。専門は、糖尿病・高血圧・脂質異常症などの生活習慣病、漢方治療・ダイエット治療など多岐にわたる。NHK「あさイチ」、日本テレビ「世界一受けたい授業」、フジテレビ「ホンマでっか!?TV」などテレビ出演多数。著書・監修書籍は100冊以上におよび、Amazonベストセラー多数。著書:アスコム『やせる出汁』は15万部突破のベストセラーとなっている。日本糖尿病学会・日本高血圧学会・日本肥満学会・日本東洋医学会・小児慢性疾病指定医。

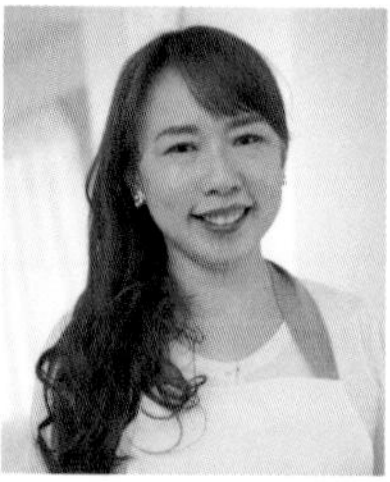

[料理監修]

木村《きむら》 幸子《さちこ》

料理家・洋菓子研究家。東京青山にて人気のお菓子教室「洋菓子教室トロワ・スール」を主宰。グルテンフリーや低糖質、はちみつを使用した体に優しいお菓子や料理のレシピ開発・監修の実績多数。飲食店や企業などへの商品開発やレシピ提供、TV、雑誌、WEBでの監修・出演・コーディネートに多数携わる。2012年2月に「最大のチョコレートキャンディーの彫刻」の分野にて、ギネス世界記録のお菓子の製作、世界記録と認定される。著書に『毎日がしあわせになるはちみつ生活』『罪悪感のない間食・夜食』『悪魔のご褒美デビルサンド』『保存容器と電子レンジでできるアイスクリーム＆シャーベット』(共に主婦の友社)など多数。

公式ホームページ トロワ・スール

https://trois-soeurs.com

Instagramアカウント　trois_soeurs